補完・代替医療

気功・太極拳

東京女子医科大学附属青山自然医療研究所クリニック 講師
班目健夫【著】

金芳堂

序

　日本はいうまでもなく，東洋の国である。東洋人である日本人は明治以降，近代西洋文明を中心とする教育を受けており，東洋と西洋をともに理解できる可能性が高い国でもある。また，現代日本では医師はすべて近代西洋医学教育を受け，資格を取得する。一つの身体に西洋医学と東洋の伝統医学の二つの視点から治療を行えれば，患者にとってはよりよい医療になる可能性がある。より望ましいのは両方の医学を統合してゆくことであることは言うまでもない。
　本書では伝統医学にかぎらず，東洋文明の最も核心的な"気"を取り扱う。もとより西洋科学的な裏づけのとれないものが多いのが現状であるから，拒否感をもたれる方も多いと考える。
　東洋文明の根底には仏教がある。鎌倉時代の明恵上人（1173～1232）は一輪のスミレをみて，その花のなかに宇宙を見出そうとしたという。日本人には小さなものにも無限なるものが宿るという考えは自然に受け入れられやすいが，これも仏教における華厳経の思想である。意識せずとも色々な制約を受けているのがヒトである。"気"に拒否感をもつ人々も東洋のそして，日本の文明の制約から自由ではない。意識こそしていないが，"気"の文明の中にいる。
　外気功を臨床の現場で使うと便利であること，このうえない。通常の治療で歯が立たない症例でも活路が開ける確率が高い。患者のためになるならば，まずは試みるのが臨床家として正しい態度であることには，異論はないであろう。現在の治療効果に100％満足している臨床家はい

ないと考える。となれば実際の気功はどのようなものか，まず手始めに知っていただきたい。せっかく東洋文明の中にある日本で暮らしているのだから，"気"を認識し，活用してみようではないか。

デューク大学で超能力を研究したラインの経験では，超能力の懐疑論者が実験すると否定的な結果がでて，肯定論者が実験すると肯定的な結果がでたという。実験するものの意思が結果に反映する，後年の量子力学の実験を彷彿させる事実があったとされる。

"気"に対して懐疑的な方も肯定的な気持ちで追試しないと，"気"のもちようで好結果がでない可能性があることを老婆心ながら付記しておく。

なお，本書の記載はあくまでも，ほんのさわりである。本書がきっかけになりさらに多数の成書を参照され，知識や理解を深め，できれば臨床の現場で役立てていただければ幸いである。

2007年6月

班 目 健 夫

目次

A 気功

1章 概論 気とはなにか？　2

1. 漢字からみた気 ……………………………………… 5
   1. 漢字の語源から ……………………………… 5
   2. 気の古形である"气" ……………………………… 5
2. マクロコスモスとミクロコスモス ………………………… 6
3. 営気・衛気（えいき・えき）………………………… 6
4. 気功の歴史 ……………………………………… 7
5. 気功の起源とその名称 ……………………………… 7
   1. 先秦時代（紀元前206年以前）……………………… 9
   2. 漢（紀元前206〜後220）…………………………… 10
6. 中国古医書における記述 ……………………………… 12
   1. 金匱要略（臓腑経絡先後病脈証第一）……………… 12
   2. 諸病源候論 ……………………………………… 12
7. 東洋医学の特徴 ……………………………………… 13
8. "気功"のはじめ ……………………………………… 14
   1. 論語にみられる"気" ……………………………… 14

② 孟子にみられる"気"	………………………………………	15
③ 老子や荘子にみる"気"	………………………………………	15

9. 日本における"気"を用いる治療の歴史 ………………………………… 16
　① 養生訓にみられる"気"，"気功" ……………………………………… 16
10. 近代日本における研究 …………………………………………………… 17
11. ニューサイエンスからみた"気" ………………………………………… 18
12. 道教の修行法 ……………………………………………………………… 19
　① 道教における身体観 …………………………………………………… 19
　② 道教における不死の追求 ……………………………………………… 21
　③ 道教による中国人の身体観 …………………………………………… 21
13. 気功法の種類 ……………………………………………………………… 22
　① 硬気功（武術気功）と軟気功（医療気功） ………………………… 22
　② 外気功と内気功 ………………………………………………………… 23
14. 気功の鍛錬要領 …………………………………………………………… 23
15. 調身・調息・調心 ………………………………………………………… 24
　① 調身 ……………………………………………………………………… 24
　② 調息 ……………………………………………………………………… 24
　③ 調心 ……………………………………………………………………… 25
16. 練功総論 …………………………………………………………………… 25
　① 姿勢からの分類 ………………………………………………………… 25
　② 練功の手段からの分類 ………………………………………………… 26
　③ 練功の内外での区別 …………………………………………………… 27

2章　具体的な功法　　　　　　　　　　　　　28

【八段錦】………………………………………………… 28
【スワイショウ（甩手）】……………………………… 32
【放松功】（完全にリラックスした状態）…………… 33
【小周天】………………………………………………… 34
【郭林新気功】…………………………………………… 36
【中丹田の三個気呼吸】………………………………… 37
【中丹田の三個開合】…………………………………… 38
【定歩風呼吸法】………………………………………… 38

3章　外気の物理科学的検討　　　　　　　　　　　　41

1．静電気の発生………………………………………… 41
2．磁界の変化…………………………………………… 41
3．気功の医学的検討（外気の発生部位の検討）…… 42
4．微生物に対する外気の効果………………………… 42
5．外気は意識的に出せるか…………………………… 42
6．脳波による検討……………………………………… 43
7．癌細胞に対する効果………………………………… 43
8．心血管系に及ぼす効果……………………………… 43
9．免疫系に及ぼす効果………………………………… 44
10．消化器系への効果…………………………………… 44

4章 気診治療について　　45

1. "気"を治療に用いる ………………………………………… 45
2. 胸鎖乳突筋検査法 …………………………………………… 46
   - ① 2種類の気 ……………………………………………… 46
   - ② 異質な気 ……………………………………………… 47
   - ③ 陰陽八卦 ……………………………………………… 47
   - ④ 診断経気の概念 ……………………………………… 47
3. 気の容量 ……………………………………………………… 49
4. 気の多寡の尺度 ……………………………………………… 49
5. 気の診断・治療の制約 ……………………………………… 50
   - ① 気の階層と内容 ……………………………………… 50
   - ② 気の階層の多様性 …………………………………… 51
6. 気診治療の実例 ……………………………………………… 51
7. 慢性疲労症候群症例の検討 ………………………………… 57

ⓑ　太 極 拳

1. 太極拳の歴史 ………………………………………………… 64
2. 簡化太極拳 …………………………………………………… 65
    - ■身型　　　　　65
    - ■頭・頚部　　　65
    - ■肩・肘　　　　65
    - ■手・手首　　　65
    - ■胸・背部　　　66
    - ■腰・腹部　　　66
    - ■股関節・臀部　66
    - ■予備勢　　　　66
3. 太極拳の実施方法 …………………………………………… 67
    - ■第1式：起勢 …………………………………………… 67
    - ■第2式：左右野馬分鬃 ………………………………… 68
    - ■第3式：白鶴亮翅 ……………………………………… 72
    - ■第4式：左右搂膝拗歩 ………………………………… 73
    - ■第5式：手揮琵琶 ……………………………………… 78
    - ■第6式：左右倒捲肱 …………………………………… 79
    - ■第7式：左攬雀尾 ……………………………………… 82
    - ■第8式：右攬雀尾 ……………………………………… 86
    - ■第9式：単鞭 …………………………………………… 90
    - ■第10式：雲手 …………………………………………… 92
    - ■第11式：単鞭 …………………………………………… 97
    - ■第12式：高探馬 ………………………………………… 98

- ■第13式：右蹬脚 …………………………………………… 100
- ■第14式：双峰貫耳 ………………………………………… 102
- ■第15式：転身左蹬脚 ……………………………………… 103
- ■第16式：左下勢独立 ……………………………………… 105
- ■第17式：右下勢独立 ……………………………………… 107
- ■第18式：左右穿梭 ………………………………………… 111
- ■第19式：海底針 …………………………………………… 114
- ■第20式：閃通臂 …………………………………………… 115
- ■第21式：転身搬欄捶 ……………………………………… 117
- ■第22式：如封似閉 ………………………………………… 119
- ■第23式：十字手 …………………………………………… 121
- ■第24式：収勢 ……………………………………………… 122

参考文献 ……………………………………………………… 124
索　引 ………………………………………………………… 126

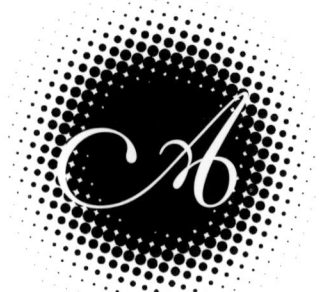

気功

1章 概論 ─気とはなにか？─

　日本語には"気"のつく言葉が非常に多い。一説によると，中国語よりも日本語の方が多いともいわれる。日常生活で用いる言葉から，"気"について考えてみる。

　辞書で"気"のつく言葉を調べると，病気，元気をはじめとして，下記のごとく5種類に分類することができた。

1. 物質名としての気：空気や気体の状態，空気や気体を流したり，動かしたりする組織や機関，道具と関連したものが多い（**表1**）。
2. 気の種類：邪気・正気あるいは霊気や熱気，のように気の性質に関連する言葉を示す（**表2**）。

表1　物質名としての気（飛岡　健より引用）

気色	気相	気息	味気	気体	気圧	気管	景気	気槍
気脈	気孔	気密	気質	湯気	油気	外気	寒気	吸気
香気	気宇	気温	気化	気球	気候	気功	気性	気象
心気	塩気	磁気	湿気	奥気	酒気	蒸気	暑気	気風
気分	気味	気持ち	気配	蜃気楼	天気	電気	排気	病気

表2　気の種類（飛岡　健より引用）

精気	霊気	覇気	色気	運気	鋭気	男気	女気	語気
殺気	神気	生気	人気	戯気	短気	才気	冷気	熱気

表3　気の状態（飛岡　健より引用）

本気	気高い	気絶	気後れ	気位	正気	邪気	気宇壮大
短気	気うつ	気長	気負い	気品	気軽	気骨	気まぐれ
気丈	気立て	気前	気疲れ	堅気	快気	狂気	気詰まり
陰気	一本気	浮気	気の病	内気	強気	怒気	気さく
健気	気まま	産気	瑞気				

表4　エネルギーとしての気（飛岡　健より引用）

気合	気迫	気力	気骨	気鋭	気根	気っ風	意気地
気勢	気魄	一気	活気	勝気	鬼気	やる気	心意気
血気	元気	豪気	剛気	根気	士気	勇気	気運
気炎	気概	負けん気					

表5　気の動かし方（飛岡　健より引用）

気嫌いする	気配り	意気込む	気にかける
気に止める	気に病む	気を入れる	気を取直す
気をしずめる	気を吐く	気をつくす	気をつける
気を確かにもつ	気がね	気を晴らす	気を引締める
気をまわす	気休め	気を置く	気をよくする
気をゆるめる	気をもむ	気をひく	気を悪くする

3. 気の状態：気高い・内気・陽気・陰気など，気の質的状態を示す言葉と，気宇壮大（きうそうだい）など気の量的状態を示す言葉とがある。(表3)
4. エネルギーとしての気：気迫や気鋭など，気そのものがどのようなエネルギー状態にあるかを示す言葉である。(表4)
5. 気の動かし方：ほとんどの動詞と組み合わせて言語表現が可能である。(表5)

これらの一般的な言語表現から，"気" は人間生活では，核心的な言葉の一つと考えられる。

言葉のなかでも "気" がついた単語ではないが，"気" と関連するであろうと考えられる単語を集めたのが図1である。この図から "気" の性格を分析すると，以下の特徴をまとめることができる。

1. 目に見えない，耳にも聞こえない。
2. "気" に対応する機能をもっている臓器や器官を特定できない。
3. しかし，脳・神経系と関連がありそうな印象を受ける。
4. さらに，ヒト以外の "大いなる存在" と関係がありそうである。
5. 多少は説明できそうだが，その本質を問い始めると十分な説明が

図1 気に関する言葉

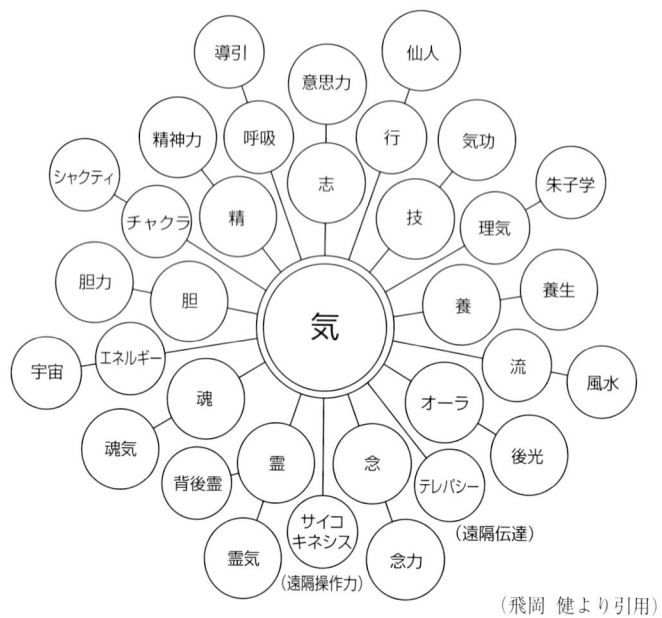

（飛岡 健より引用）

困難である。
6. 宗教などとも関連がありそうで，ヒトの実存を問うときに問題になる可能性がある。
7. 現代的なレベルでの科学的実験では説明困難である。

　これら7項目は気と関連する言葉の特徴であるが，気そのものの性格・特徴とも考えられる。また，この内容・性質のために正統的な科学ではなく，いわゆる"超常科学"といった分野に分類され，世間的にはうさんくさくみられがちである。

　欧米には"気"の概念がなかったために，日本人をはじめとする東洋人にはあたりまえのことでも，学術的な世界からは受け入れられないことが多かった。これは西洋近代科学技術文明の弱点であるが，現代社会は西洋近代科学技術を基礎としており，現代社会の多くの問題，環境破壊，物質至上主義などを生み出した遠因とも考えられる。

"気"をこれまでの文明に取り込むことでこれらの解決の糸口になる可能性も期待できる。

1 漢字からみた気

"気"は漢字であるが，甲骨文字の〰がもともとの字とされている。

1 漢字の語源から

後漢の許慎は紀元100年に中国最古の体系的字書『説文解字』15巻を完成した。

それによると「氣」とは「客に饋る芻米」とされている。「芻米」とは，相手をもてなす「ごちそう」のことだという。温かいご飯から立ちのぼる湯気のようなものを指していた，と考えられる。

2 気の古形である"气"

「雲氣の象形」とされている。「雲氣」とすでに氣の文字を用いているのは気になるが，大地からゆらゆらと水蒸気が立ち登り，雲となって天空にたなびく姿の象形が「气」とされている。

生物はすべて，呼吸によって生命が維持されている。鼻腔を通して見えない「或るもの」が出入りし，その「或るもの」によって生命が保たれる。呼吸とはまさに生命現象の象徴である。この出入りする生命エネルギーのような「或るもの」を"气"と呼んだとも考えられる。「芻米」にも，ゆらゆら立ちのぼるものを，呼吸とともに生命体に必要なエネルギーとして意識していたとも想像される。

古代人は，自然界では生物のみならず天地も呼吸をしている，と考えた。風はまさに天地の呼吸であろう。

A-1章 概論 — 気とはなにか？ 5

2 マクロコスモスとミクロコスモス

　自然と人を一対一に対応させ，自然に従った生き方をする考え方は中国では普遍的なものである。中国風にいえば天人相関となるが，現代風に表現すればマクロコスモスとミクロコスモスとなる。このような考え方は中国固有のものではなく，神秘的思想のある所には遍く存在する。

3 営気・衛気

　中国の医学は，物体としての臓器や骨格といったものを基礎にしたものではない。そこを流れる**ある**ものこそが，人の身体にとって本質的なものと考えてきた。それが"気"である。古代中国ではこの"気"の流れが適切でないことが病的な状態そのものと捉えられてきた。

　"気"の流れの基になるのは"気"の充実である。現在にいわれる"気功"が大きな影響を与えてきた。

　生命は体内に血気が循環して維持されている。"先天の気"と，日々に飲食物から補充される"後天の気"があるが，後者が調和し，変化して赤くなったものが血とされている。しかし，血の作用はほとんど示されず，"血"と"気"は営・衛に名を替えて説明されてきた。

　"営"とは飲食物から得られる精気のうち，栄養の基となるもので，経絡の中を伝わって全身をめぐる。"衛"とは飲食物から得られた精気であるが，その性質は慓悍滑利（すばしこく，動きが滑らか）で，経絡の外を走行し，外邪を防ぎ，体温や発汗の調節を司る。人体の生理作用を担う気血営衛は経絡を介して体内を循行する。この経絡は臨床的には有用な存在であるが，肉眼的に不可視であり，直接的な存在の証明は現時点では不可能である。

4 気功の歴史

　気功は長い歴史があり，すでに2,000年以上前の医学書その他の文献などに，現在の気功と呼ばれるものに相当するものの記載がある。その後の中国の医学書，養生書，あるいは文人，宗教家，学者などの著書にも，気功に関する記載は多くみられる。

　民間には，現代まで伝わっているさまざまな身体鍛錬法がある。それらはさまざまな体質・体格・病気など，その必要性に応じて洗練されてきたと考えられ，気功の内容も豊富で多彩なものになってきた。

5 気功の起源とその名称

　身体が疲れたときには背伸びをしたり，腰を回したり，あるいは手足を屈伸すると，楽になる。腰や背中が重く，あるいはだるくなったり，痛みがあるときには自分でその部位を揉(も)んだり，軽く叩いたりすると，つらさが軽くなる。また，腹痛があるときには，手でその場所をさするとよくなる，といったことがある。気功が生まれた初めの頃はこのような経験から始まったと推測されている。幼い子どもが痛みを訴えたときには"チチンプイプイ，イタイノイタイノ，トンデイケー"と母親はおまじないのようなことをする。これも一種の外気功といえなくもない。古くから類似のことはあったと考えられる。

　気功には古代の舞踏を起源とするものもある。秦（BC246〜206）の

■■■ **素問** ■■■

　異法方宜論には「中央はその地勢が平(たい)らかで湿気が多い。故にその病には痿(い)（手足がなえる），厥(けつ)（気が上逆して陰陽失調するもの），寒熱(かんねつ)（悪寒・発熱）のものが多い。このような病気の治療法としては導引按蹻(どういんあんきょう)が適している。」と記載されている。中央部とは中原地方のことで，洪水のために湿度が高かった場所である。

A-1章　概論─気とはなにか？

呂不韋が著した「呂氏春秋」には「昔，陶唐（堯帝）の時代の始めは陰気が多く滞り沈積していた。水道が塞がり，水は水道をめぐらずよく洪水をおこした。そのため人々の気は鬱血して滞り，筋骨は攣縮して不自由になった。そこで舞をつくり，これによって気を宣導した」とある。

古代人には祭礼などでは動物の動作をまねて舞いながら祝う習慣があったことはよく知られている（図2）。この舞は獣のように左右を見回し，飛び跳ね，鳥のように羽を伸ばすといった動作でできており，気・血を宣導する作用があり，原始的な気功といってよいものである。

図2　皿，踊りの図

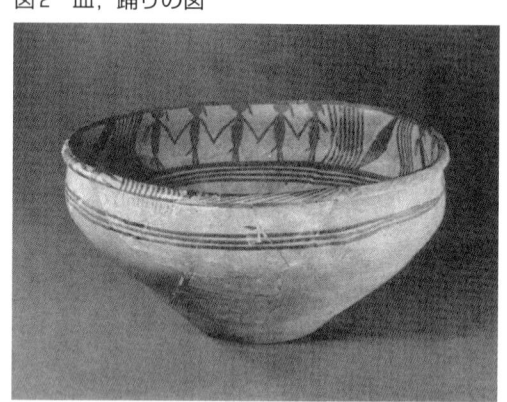

（中国気功学より）

按蹻は自分で自分にする按摩のことである。古代人は自分自身で身体を動かすことの方が，他人にやってもらう按摩より，利点が多いと考えたようである。自分自身に按摩する，一人按摩法が気功である，とも表現できる。清代には「昔の按摩はみな自動運動で，身体を振ったりねじったり，屈伸したりもんだりすることで，関節や四肢の動きをよくした。そうすると戸枢が使うことで朽ちないのと同様で衰えにくくなる。」といわれていた。

他人からしてもらう按摩は後に推拿として発展した。

1 先秦時代（紀元前206年以前）

　春秋戦国時代は生産力が増大し，社会が急激に変化した時期である。文化面では，さまざまな思想が出現し，諸子百家の論争が繰り広げられた。気功もその中で発展を遂げた。ちなみに荘子は紀元前300年頃に，孟子は紀元前289年に亡くなっている。ヨーロッパではソクラテスが紀元前399年に亡くなり，医聖ヒポクラテスが亡くなったのは紀元前370年頃とされる。

　日本では稲作技術が伝来した時期が紀元前350年頃と推定されており，ほぼ同時期に青銅器と鉄器が出現し，社会の発達を促した。吉野ケ里遺跡は50年頃に出現したと推定され，57年に後漢から奴（な）国王に金印が贈られたと推定されている。

　医学の領域では黄帝内経が著された時代である。霊枢病伝篇には，治療法として導引行気，按摩，灸，熨法，刺法，火針法，薬物療法の7種類が挙げられている。とくに導引行気，按摩が筆頭に挙げられていることに注目しておく。

　呼吸法について記録された石碑があり，行気玉佩銘（図3）と呼ばれている。十二面体の石柱に45文字が刻印されており，郭沫若が現代文字に読み取り解説もしている。

図3　行気玉佩銘

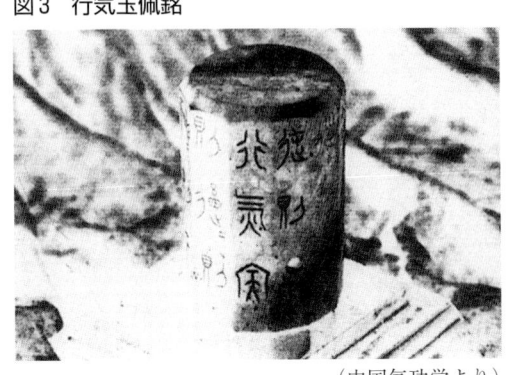

（中国気功学より）

A-1章　概論 ― 気とはなにか？　9

行気，深則畜，畜則伸，伸則下，下則定，定則固，固則萌，萌則長，長則退，退則天，天幾舂在上，地幾舂在下，順則生，逆則死。

その内容は「深呼吸の手順を示しているものである。深く息を吸えばその量は多くなり，下に伸びていく。下に伸びれば，定まって固まる。その後に吐き出すが，草木の芽が萌えるように，上へ上へと，入ってきたときの経路を逆に通って戻り，最後には頂きに至る。このようにして天機は上に向かって動き，地機は下に向かって動く。これに順って行えば生き，逆に行えば死ぬ。」

この行気玉佩銘は紀元前380年頃のものと考えられている。

2 漢（紀元前206～後220）

古代の気功の内容は漢代に入ってさらに詳細が判明してきた。1973年末に発掘された長沙の馬王堆三号墓の副葬品の中に，絹に描かれた絵（帛画）と現在「導引図」と呼ばれる書物があった。馬王堆三号墓は紀元前168年に当時の長沙の丞相の子どもが葬られたとされている。

「導引図」（図4，5）には40あまりの画像が描かれている。男性，女性，老人，子どももほとんどは徒手だが，器物を手にしたものも何人かはいる。「蚰登」（蚰は飛ぶこと）「信」（呻または伸）などと動作をあら

図4　馬王堆三号漢墓導引図

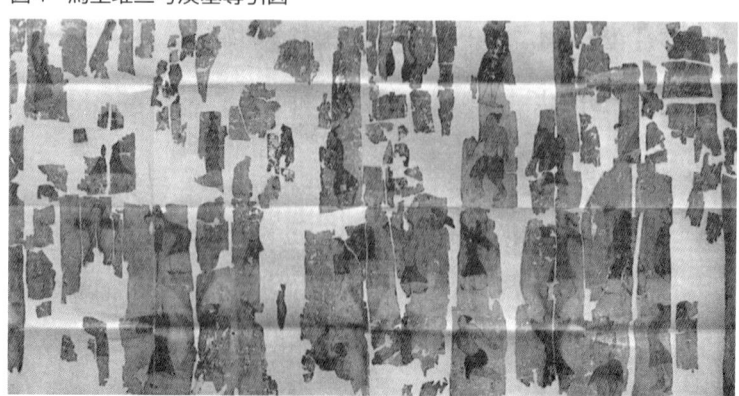

（中国気功学より）

図5 導引術のさまざま

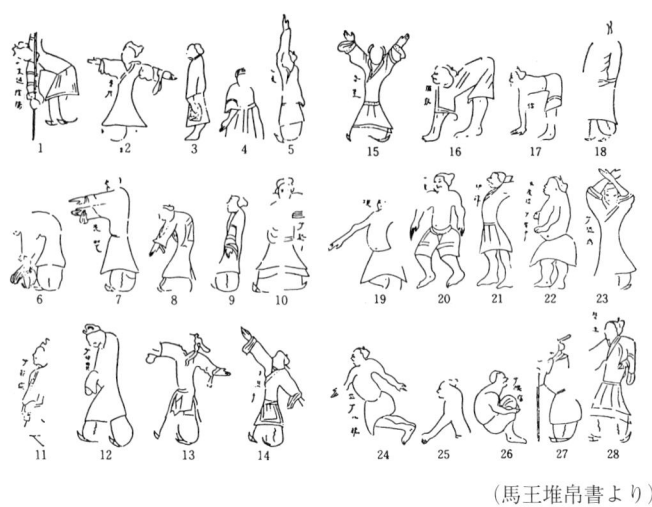

(馬王堆帛書より)

わす用語がある。「引膝痛」、「引胠責」(胠はわきの下、責は積)、「引温病」といった簡単な効果を述べたものなど豊富な内容をもっている。

　馬王堆三号墓よりも時代が下がり、淮南王劉安は淮南子を編纂し、精神訓では練功について記載がある。「吹呴や吐故納新の呼吸をしたり、熊のぶらさがりや鳥の羽張り、カモの水浴、猿の足踏み、トビの首振り、虎の後顧などを行うのは形骸を養う人である。」後の世に「六禽戯」と呼ばれる気功に相当するらしいが、具体的な動作は記載されていない。荘子刻意篇にほぼ同じ文章があり、淮南子から取ったとする意見がある。

　漢代には気功の実践者や気功に関する著作が多くみられる。古代では気功は少なくとも漢代には重視され、保健的に実践されたり、さらには疾病治療にも応用されていたと考えられる。

A-1章　概論 — 気とはなにか?　11

6 中国古医書における記述

1 金匱要略（臓腑経絡先後病脈証第一）

「もし人が生活をつつしんでよく養生をすれば外邪が経絡をおかすことはない。たまたま邪が経絡にあたっても，腑臓にまで侵入しないうちに，治療するがよい。四肢が少しでも重かったり，だるかったりしたなら，導引，吐納や鍼をしたり，灸をしたり，患部に薬をぬって，よく摩擦したりして，口，鼻などの九つの穴がふさがらないようにしなければならない。」

この条文は後人の意図的な加筆部とする意見が多いが，中国人の健康や治療に対する見解が伺える。

2 諸病源候論

古代中国の病態生理の本と一般的に考えられているが，各種病態で養生導引が治療法として記載されている。

養生導引に関しては37巻，157候に分別記載されている。養生方は120条，それに準ずるものは15条，導引法は278条，それに準ずるものは76条にのぼる。

養生方が最初にみられるのは風病諸候（上）風失音不語候（風で失音し語らざるの候）である。「養生方に云う，酒に酔った後に風に当たって眠れば失音不語になる」

現代の常識にあわない，迷信的な事項も記載されているが，逆に現代人にも通用する事項も多い。

「頭面風候」の訳文を挙げる。

「養生方に云う，腹いっぱい食べてすぐに寝ころび，それが習慣になると，気病と頭風を起こす。又云う，飽食後に沐浴すれば頭風が起こる。又云う，夏の夜に露をうっている屋外に臥すべきではない。露をうっている野外に臥せば顔の皮膚が厚くなり，癬病が起こる。また面風が起こるとも云われている。又云う，人々はいつも日没後に夕食をとることが

あり，夕食が済んだらそのうえに酒を飲んではいけない。もしそうすれば一日中一度も乾嘔(かんおう)することができなくなる。油っこくて熱い食品を食べた後で，さらに冷たい醋液(さくえき)を飲んではいけない。もしそうすればしばしば咽を損傷して声がでなくなる。熱い食物を食べた後で，手枕して寝てはいけない。もしそれが習慣になれば頭風が起って目が乾渋する。

　一方の手を顎の下において肘を横に張り，もう一方の手は後方に伸ばして手関節をまわして手掌を四方に向け，この動作を二十八回行なう。左右の手をかえてまた同じように行う。その後で顎においた手の側へ身体を回転させながら傾ける。これを左右十四回ずつ行う。この方法によって肩甲部の痛み，頭痛，嗜眠(しみん)などを治すことができる。以下略。」

7 東洋医学の特徴

　東洋医学の理論がほぼ確立されたのは前漢（紀元前202～後8）であり，基本的なテキストは黄帝内経（霊枢および素問）で，これまで一部述べたが，すでに気の循環や経絡の理論が記載されている。治療法は導引（現在いわれる気功）と針治療が主体であった。傷寒論は薬物療法の書物であるが，後漢（25～220）の成立であり，薬物療法よりは導引や針灸治療が古い歴史をもつ。この最も中国的な治療法である針灸治療や導引では"気"の概念が重要になる。

　東洋医学では，全体としての身体および身体の反応を観察することが基本となる。局所の変化を引き起こした原因と推測される変化を身体全体から探し出す。

　西洋医学では各種検査法を中心に，身体を観察し，形態的あるいは生化学的に類似することを根拠に病名を統一する。

　東洋医学では病名をつけることが目的ではなく，治療法を決定するために身体を観察する。「同病異治(どうびょういち)」とは，一般的には西洋医学的に同じ病名でも治療法が異なる場合があることをいう。治療法の決定には，"気"が最も重要な要素とされてきた。なかでも気の流れの量的な過不足，流れの善し悪しが病気の診断・治療に重要とされてきた。

"気"の流れは経絡の流れと同じと考えられる。この経絡の流れ（流注）に異常がでると心身に異常が発生する。針灸あるいは外気功などによる治療は経絡上のツボ（経穴）を刺激するなどして，気の流れを正常に戻すものと考えられる。経絡あるいはツボは解剖学的には確認できないが，臨床的効果が歴然としているため，実在していると考えるのが合理的である。しかし，たとえ解剖学的に確認できなくとも研究方法などを工夫することで，多くの医師に経絡の考えを納得させる必要はあり，今後の重要な課題である。

8 "気功"のはじめ

　中国の伝統的な心身訓練のための修行法は，歴史的には導引・行気・吐納などさまざまな名前で呼ばれてきた。唐山に気功の療養所を開いた劉貴珍が，多様な名称で呼ばれていたものを整理統合して"気功"という名称を1954年に用いて現在に至る。この年代も55年，57年などの説があるが，1950年代であるのは確実である。

　気功は医学以外では，少なくとも儒教・道教・仏教・武術・芸術の5分野に関係しているとされている。前三者は宗教ないし哲学と考えてよい。したがって医療の現場に気功を持ち込むと，なじみのない考え方であるためか，うさんくさくみられることが多かった。

　宗教ないし哲学的な修行法の中心になっているのは瞑想法であり，目立った身体的動作を伴わないので，静功と呼ばれる。これに対して，医術・武術・芸術（書・演奏・舞踏など）にかかわる訓練は身体的動作を中心とするので動功と呼ばれる。いずれも呼吸法の訓練を重視し，イメージを用いて鍛錬することは共通している。現在気功として注目されているのは医術と武術の分野で行われてきた訓練法を現代的にアレンジしたものと考えられる。

1 論語にみられる"気"

　若いときには血気がまだ落ち着かないので，女色を戒めとする。壮年

は血気が盛んになるので，争いを戒めとする。老年になると血気はもはや衰えるので，欲得を戒めとする。

"血気"は生命エネルギーという意味づけで中国医学の領域では頻用される用語であるが，論語が最も古い出典とされる。

2 孟子にみられる"気"

"浩然の気"が有名である。その性格を述べている。

「浩然の気とはこの上なく大きく，強い。正しい道に即して養い，損なうことがなければ天地の間いっぱいに広がるようになる。この気は人の道に配されてあり，それと離れるようなことになれば飢えて活動力がなくなってしまう。沢山の道義が集まって，この気は自然に生じてくる。」

3 老子や荘子にみる"気"

"気"は道家の考え方の基盤と考えられる。
老子には「心，気を使うを強と曰う」「営魄（肉体）に載りて一を抱き，能く離るること無からんか。気を専らにし，柔を致して，能く嬰児ならんか。」と記載されている。後世「気を専らにする」ことが道家では重要視された。

「荘子」は荘子自身の著作と考えられるのは内篇のみで，外篇と雑篇は後世に付け加えられたもののようである。

「人の生まるるや，気の聚るなり。聚れば則ち生と為り，散ずれば則ち死と為る」

ヒトの生死を気の離合聚散で説明し，中国での気の思想を決定づけるような表現である。

9 日本における"気"を用いる治療の歴史

　丹波康頼が平安時代に医心方を著したが，根本的には六朝時代・隋・唐の中国医書を抄出・分類したものである。江戸時代では，吉益東洞が表面的には医学理論を否定した点で例外的な存在であったが，中国医学を手本にして日本独自の医学の発展がみられた。江戸時代に至って日本人の体質に適合した医学が定着してきたともいえる。その手本となった中国医学の本質が"気の医学"であると考えられる。

1 養生訓にみられる"気"，"気功"

　貝原益軒（1630～1704）の著書として有名な養生訓には「古人は詠歌や舞踏（舞をして）血脈を養い血行をよくした。詠歌は歌を歌うことだし，舞踏は手で舞い足で踏むことである。みな心を和らげ，身体を動かし，気を循環させて身体を養う。まさに養生の道である。今日，導引や按摩をして気を循環させるようなものである。」と気功（とは呼んでいないが）の歴史・身体に対する効果を述べている。
さらには第5巻には具体的な導引の効果・方法を述べている。

　「導引の法を毎日実行すれば，気がよくめぐり，食物をよく消化して積聚（かんしゃく）を起こさない。朝まだ床から起き出さないうちに，両足をのばし，濁った空気を吐き出し，起きて坐り，頭を仰向かせて，両手を組み，前方へつき出し，上へあげる。また歯を何度も噛みあわせ，左右の手をもって首すじを交互におす。次いで両肩をあげ，首をちぢめ，目をふさいで急に肩を下にさげる動作を3度ばかり繰り返す。顔を両手でたびたびなでおろし，目をも目がしらから目じりに何回もなで，鼻をも両手の中指で6，7度なで，耳朶を両手の両指ではさんでなでおろすこと6，7度，さらに両手の中指を両耳に入れてさぐり，しばしば耳孔をふさいだり開いたりし，そして両手を組み，左へ引くときは頭を右に廻し，右へ引くときは左に廻す。このようにすること3度。

　次いで，手の背で左右の腰の上や京門のあたりを，すじかいに下へ十遍ばかりなでおろし，それから両手で腰を指圧する。両手の掌で腰の上

下を何度もなでおろすのもよい。こうした動作で気をよく循環させ，気を下すことになる。さらにまた両手をもって臀を軽く十遍ばかり打つ。次いで股膝をなでおろし，両手を組んで，三里をかかえて，足を前にふみ出すようにし，左右の手を自分のほうに引きつける。両足ともこのように何度も繰り返すがよい。

　左右の手をもって両方のふくらはぎの表裏をなでおろすこと数度。それから足の心、ここを湧泉の穴（土ふまずの中心部）というが，片足の五指を片手でにぎり，湧泉の穴を左手をもって右穴を，右手で左穴を十遍ばかりなでる。また両足の大指（親指）をよく引きながら他の指をもひねる」

　現在行われている気功あるいは"爪もみ"と呼ばれる健康法を連想させる文章である。

10 近代日本における研究

　経絡あるいはツボの存在を電気生理学的な手法で研究することも行われてきた。石川日出鶴丸は自律神経と経絡現象の関連を研究し，GHQ（General Head Quater；進駐軍司令部）から禁止されかかった経絡治療を救った。その弟子である中谷義雄は，経絡の走行そのものといってもよい，皮膚電気抵抗の低い身体表面のパターンを見出した。ノイロメーターを使って良導点を探り，通電治療する良導絡はいまだに愛好者が多い。

　間中喜雄は異種金属を用いた2MC治療，イオンパンピングコードを発明，古典を現代の視点で再評価することを試み，後述する小田一の気診治療の先駆けとなった。

　芹沢勝助の静電誘導圧を応用した差電計による研究，本山博の本山式経絡臓器機能測定機による研究など多彩な研究はあった。残念ながら，医師の目に留まる機会が少なく実際の医療の現場で普及するほどの状況ではない。いろいろな制約の中で発表の機会が乏しかったためと考えられる。

11 ニューサイエンスからみた"気"

　1960年代後半からカリフォルニアで始まったヒッピーズムがきっかけとなり，new age運動が始まった。近代西洋科学技術に対する批判と東洋の神秘的伝統的文化への憧れから急速に世界中に広がってきた。当然ながら，東洋哲学や神秘体験を肯定し，それらと科学は矛盾しない，という立場をとる。

　F・カプラは本来は理論物理学者であるが，ヒッピー生活と研究の二重の生活をしながら「タオ自然学」を書き上げた。物理学，なかでも量子力学と東洋神秘学との類似性を強調した。本書が嚆矢となり，高名な物理学者，脳生理学者，心理学者たちが東洋哲学と物理学の類似性，相似性に気づいていたことを表明するようになり，ニューサイエンスの動きが活発になった。

　なかでもD・ボームはアインシュタインの共同研究者でもあったが，断片から全体へ，また見えるものから見えないものへと興味が移り，暗在系の概念を提唱した。暗在系の概念は難解なものであるが，1立方センチメートルあたりの空間に存在するエネルギーを計算すると膨大なものになり，既知の理論では説明が不十分であることから考察されたという。わずかの空間に存在するエネルギーは既知の全宇宙に存在するエネルギーの総和を超えた「零点エネルギー」が存在し，空間とは虚空ではなく，宇宙のすべてが微小な空間にも存在するという。物理学者からはほとんど受け入れられないようだが，精神の問題や生命の問題まで言及しており，科学ではなく宗教である，との批判もある。

　宇宙が無限のエネルギーに満ちているというボームの理論は，あたかも孟子の「浩然の気」を思わせ，物理学の最先端と"気"が結びつく日が近いかもしれない。

12 道教の修行法

　道教では生きている間に不死を獲得するために，道士は，"形（からだ）を養って"肉体を変え，"神（こころ）を養って"精神を長持ちさせなければならない，とされ修行に励む。

　物質的な面の修行が"養形"といわれる。身体内部に不死の胚芽を作り出すために，食養生や呼吸法が必要になる。

　精神的な面の修行が"養神"といい，人格の統一的原理を強め，身体内部にいる超越的な存在（神々，精霊，霊魂）に対しにらみをきかせ，この存在を保持することである。そのために精神集中と瞑想が必要とされた。

　"養形"によって生存に必要な物質的構造の身体が強化され，"養神"によって身体内部に住む超越的存在を，可能なかぎり長く身体に留めておくことが不死のためには必要となる。さらに究極の"不死"という目的には，超越的存在との神秘的合一が必要と考えられていた。

1 道教における身体観

　道教では神々と一体化することが究極の目的としてもよい。その神々はヒトの身体に宿っていると考えられていた。

　ヒトの身体も，身体外の世界も相似的な構造をもつことが中国人の身体観であった。つまり大宇宙（マクロコスモス＝全宇宙）に対する小宇宙（ミクロコスモス＝ヒトの身体）と考えてきた。

　ヒトの頭は天の穹窿に相当し，足は長方形であるが，四角い大地に相当する。天を支える崑崙山は頭蓋骨であり，天空高く存在する太陽や月は左右の目に相当する。静脈は河であり，膀胱は海，髪と毛は星宸であり，歯のきしむ音は雷のとどろきである。

　身体に宿る神々は外界の神々と同じ神々である（**図6**）。

　身体内部に宿る神々はきわめて多数にのぼる。その数は骨と関節と針灸のツボの数と同様に，1年の日数と関係がある（暦も世界と人体に対応している）。その数は360の倍数で増大し，一般に3万6千の神々がい

るといわれている。四肢，関節，内臓その他の器官や身体の各部には各々ひとりあるいは複数の神々がいる。

　肝臓には4体の神々がいる。肺には6体で，長さの単位で12（間）ある橋（気管）の守護神であるが，さらに気管そのものには12人の亭長真人（守衛の真人）がいて，気の昇降を司る。

　個々の神の名称は挙げないが，このように中国人にとっての神々は身体内部に存在するものと考えられてきた。また，神々だけではなく，天の行政組織の全体も身体に存在するとし，三宮・六府・百二十の関門・三万六千の神々が存在する，とされている。

　神々と関係をもつのは，神々から啓示を受けるためではなく，神々に体内にいてもらうためである。神々が体内にいることが生命の維持に必要とされてきたのである。神々に無理にでも身体内のしかるべき場所に住んでもらう方法が"守一"と呼ばれてきた。身体内の多くの神々のなかでも大切なのは"太一"神である。その具体的な方法は瞑想における精神集中である。単純に身体内にいてほしい神を想像するのではなく，神が体内で特徴ある衣装を身に着け，特有の持ち物を手にして，取り巻きとともにいるのを肉眼で観察するようにみるのである。したがって"内観"と呼ばれる。

図6　内経図（模写）

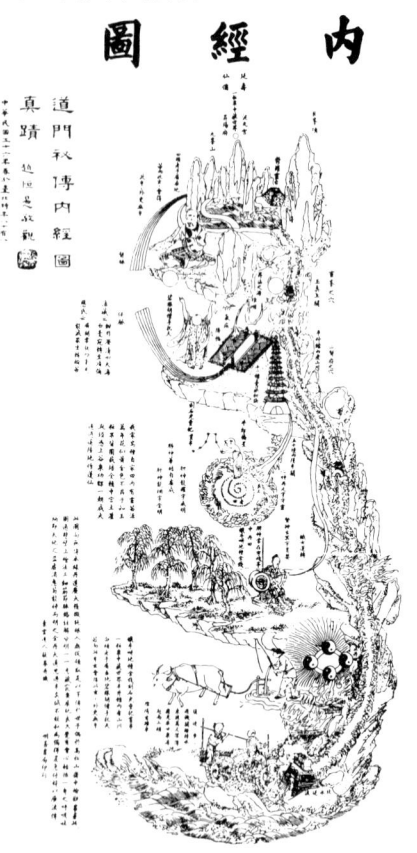

2 道教における不死の追求

　　服丹守一　　丹をのみ，一を守るものは
　　与天相畢　　天とのみ，終りをともにせん
　　還精胎息　　精をもどし，胎息を行なうものは
　　延寿無極　　果てしなき長寿を得ん

　不死の追求に必要な実践的方法が示されている。丹を飲む，とは一種の錬金術であり，一を守るとは瞑想による精神集中である。さらに性的な実践と呼吸法を示したものである。

3 道教による中国人の身体観

①三丹田三一説

　第一に頭部，第二は胸，第三は腹と身体を3つの部分に分けて考える。各部を指揮する司令塔として，丹田を想定し，各々上・中・下丹田と称した。第一の丹田は泥丸宮と呼ばれ脳に存在し，第二の丹田（中丹田絳宮）は心臓付近に，第三の下丹田は臍の下付近（下丹田黄庭宮）に存在し，それぞれに「一」という神（上一，中一，下一）が宿り，生命を維持しているとするもの。

②三部景神説

　身体を上中下三部に分け，各部に八柱，計二十四柱の神が宿っているとする説である。

③泥丸九宮説

　頭部に泥丸九宮をはじめとする九宮があって九柱の神が宿り，身体各部の体内神を統括して人間の生命を司るという。九神のうち五柱は雄一という男神，四柱は雌一といわれる女神とされている。黄帝内経などの医書では生命維持や精神活動の中枢は心臓にあるとして，脳に関する記載はほとんどない。道教では頭蓋内部の脳が最高神の居所とされている。

④徊風混合の法

　この道術はまず，服気（呼吸法）により元気を身体の主要な38の器

官に順次循環させると同時に，そこに鎮座する体内神を存思していき，最後に38の神々が混然一体の気に変化して，身体をおおいつくし，その中から生まれたばかりの赤ん坊のように一糸まとわぬ姿の帝一尊君という神を出現するさまを存思するものである。

体内神は究極には混元の一気から分かれた気にほかならない。内観存思の術は気を視覚化し，自らの肉体を神々と同じものにするものである。

道教の主要な術，道術は"気"の操作と密接に関係している。"気"の概念がないと道教が成立しない，とまでいわれている。

13 気功法の種類

1 硬気功（武術気功）と軟気功（医療気功）

硬気功は気の鍛錬により，肉体的に通常の人間の限界を超えたいわばスーパーマンの領域をめざすものである。超人的な肉体の頑強さをめざし，ときには大道芸的になるものもある（図7）。

軟気功とは内面の気を練り，病があればそれを治し，病がなければ健康を促進し，長寿を全うすることを目的とする。

図7　気功の一覧

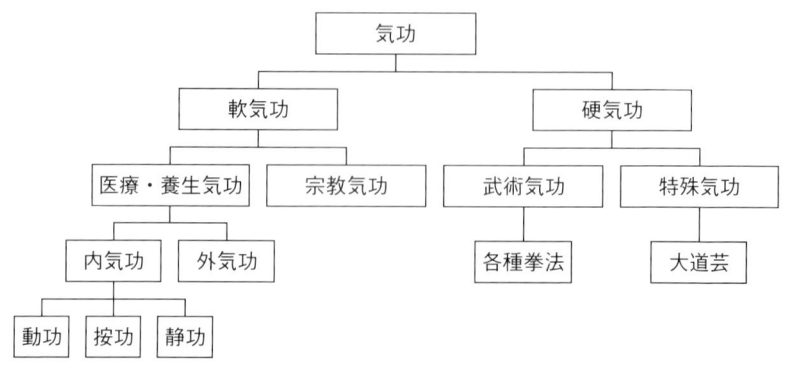

2 外気功と内気功

　ある程度気を体感し，さらに充実してくると体外に気を出すことが可能になる。その気を発することで病気の治療に役立てることができる。これが外気功である。

　内気功とは自分自身の気を十分にめぐらせることで病気を克服する，一種の自己治療の方法である。

　医療気功もさらに**静功**・**按功**・**動功**の3種類に分類されるが，実際には各々がお互いの要素も含んでいる場合が多い。

　静功（せいこう）とは身体の動きを伴わない気の運行法で，いわば瞑想気功ともいえる。立式・坐式・臥式の3姿勢がある。

　按功（あんこう）はマッサージのように自分の身体をなでたり，さすったり，圧したりして気の通りをよくするものである。身体が軽く，楽になる。

　動功（どうこう）は身体を動かすことを主にした方法である。体操と同じようにみられるが，体操は筋肉・骨格の鍛錬であるが，動功は気の通り，流れをよくすることを目的としているのが，体操とは異なる点である。

14 気功の鍛錬要領

①松静自然（しょうせいしぜん）：自然にリラックスして心を落ち着かせ，力みのない穏やかな心身の状態で練習する。

②意気合一（いきごういつ）：心と気の動きを合一させ，精神を集中することで気を導き動かし，徐々に心と気の動きが一致する境地へと進む。

③動静相兼（どうせいそうけん）（動と静を結合して練習する）：ヒトの生理的活動に意識が影響を与える。随意筋が影響を与えられるものは"動"による，とされている。一方，いわゆる不随意筋に影響を与える場合には，意念活動が重要である。これは心が安静である"静"の状態で実現可能である。気功の鍛錬，練習では外面的な"動"と内面的な"静"がともに必要である。

④上虚下実（じょうきょかじつ）：上半身を楽々とゆるめ，下半身を充実させることが重要で

ある。上半身の緊張をとり，リラックスすることで下半身がどっしりと，充実した感じとなる。心を上半身にとどめず，下半身にもめぐらすことで実現可能である。
⑤火候適度：(集中の度合を適度に) 栄養となるべき飲食でも，過小・過度によっても障害を起こし得る。心の集中も"自然に""快適に"を基準に，適度である必要がある。

気功の鍛錬は，この要領を前提に気長に練習するものとされている。

15 調身・調息・調心

気功を練習する際に大切な3要素がある。それが調身（姿勢）・調息（呼吸）・調心（こころ）である。

1 調　身

"気"の流れを感じ，精神を集中させるために姿勢を調えることである。

椅子に腰掛けて行う，床に坐って行う，ソファーなどによりかかって行う坐式・寝て行う臥式・立って行う立式がある。各々，適応があるとされている。

2 調　息

呼吸法は自律神経系に影響を与えられる方法で，ヨガや種々の修行法でも大切にされている。心と身体と，両者に効果を及ぼす訓練法でもある。
1. 自然呼吸法
2. 自然延長呼吸法
3. 深呼吸法
4. 逆腹式呼吸法
5. 意呼吸法
6. 停閉呼吸法
7. 胎息法

8．踵息法

多くの方法があり，各々特徴がある。自然呼吸だけで練功するものも多い。

3 調　心

日常的な意識・想念を取り除き，入静と呼ばれる無念無想の境地を得るための訓練法。無念無想になろうとすると，却って雑念がわいてくるのがヒトの常でもある。中国でも各種の方法があった。

1．放松法
2．黙然法
3．数息法
4．意守丹田法
5．意想法
6．意守外景法

16 練功総論

1 姿勢からの分類

1. 臥　功：横臥した姿勢をとって練功するものはすべて臥功と呼ばれる。仰臥功と側臥功とに分類され，各々に異なった姿勢がある。身体が弱く，そのほかの功法がやれない者，あるいは病状が臥功をやるのに適したものが鍛錬するのに適している。

2. 坐　功：坐位をとって練功するものはすべて坐功に属する。盤膝式と平坐式とがあり，それぞれに各種の異なった姿勢がある。坐功は比較的常用される姿勢である。身体がさほど強健でないもの，あるいは身体が虚弱なものの鍛錬には，坐式の練功がよい。坐式では主に静功を行うが，動功を行ってもよい。坐式には坐式と臥式の中間的なものもある。

3. 站功：站立位をとって練功をするものはすべて站功に属する。この功法は臥功や坐功より多く，両足は站立不動で練功する。站功は上肢の動式鍛錬（八段錦・易筋経など）を行ってもよい。站功は静功・動功ともに適している。

4. 活歩功：下肢が移動する形で鍛錬するものはすべて活歩功に属する。この功法の身体運動の姿勢は多様で，功法もさまざまである。姿勢は単純なものから複雑なものまであり，力の運用からは剛あり，柔あり，動作の速度では快も慢もあり，力を用いる強度ではあるものは大，あるものは小，とさまざまなものがある。

2 練功の手段からの分類

1. 形体功：姿勢に重点をおいて鍛錬するものは，すべて形体功に属す。"動功"と"静功"に分類でき，各々に異なる呼吸鍛錬と意守鍛錬の内容があり，姿勢のうえでも坐・臥・站・活歩の区別がある。

2. 呼吸功：呼吸に重きをおいて鍛錬するものはすべて"呼吸功"に属する。古くは"調息功""吐納功"あるいは"煉気功"とも呼ばれていた。これも"動功"と"静功"に分類でき，それぞれに異なる呼吸鍛錬と意守鍛錬の内容があり，姿勢からも坐・臥・站・活歩の区別がある。

3. 意守功：意念に重きをおいて鍛錬するものはすべて"意守功"に属し，古くは"調心功"とも呼ばれていた。"動功"と"静功"に分類でき，それぞれに異なる呼吸鍛錬と意守鍛錬の内容があり，姿勢からも坐・臥・站・活歩の区別がある。

気功の練功の手段，形体・呼吸・意守の3種類は相互に関係し，相互に促進し，相互に制約を及ぼす。実際の練功ではこの3種類の練功を分離することは不可能である。

単純とされる"放松功"でも，意念活動と呼吸運動という2種類の要素がある。

形体と呼吸の鍛錬は意念の主導のもとに行われるもので，形体が基礎で，呼吸が鍵となる。

3 練功の内外での区別

1. 内 功：人体の内部の機能（意念・気息・経絡・血脈など）に重点をおいて練功するものをすべて内功とする。"静は則ち内を練る""内に一口気を練る"といわれ，各種の"静功"は"内功"の範疇と考える。

2. 外 功：人体の外部の機能（骨格・腱・筋肉・皮膚など）に重点をおいて練功するものをすべて外功とみなす。"動は則ち外を練る""外は筋骨皮を練る"といわれている。各種"動功"は"外功"の範疇に考える。

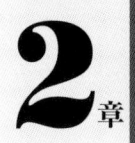

2章 具体的な功法

❖ 八段錦

あざやかに美しく織り上げられた布が"錦"である。8種類の異なる身体の動きによって織り上げる気功。さまざまな八段錦があるが，ここでは坐式の八段錦(はちだんきん)を紹介する。

● 準備姿勢 ●

腰を楽に伸ばし，背筋をまっすぐに伸ばして盤坐(ばんざ)，あるいはあぐらをかくように坐る。顎を軽くひき，頚を伸ばし，両手を下腹の前において舌を上顎に軽くつける。腰・腹をゆるめ肩を落として脇をわずかにあけ，下腹部に意識を集中する。自然な呼吸を繰り返す。

5〜10分程度この姿勢で静かな境地を味わう（図8）。

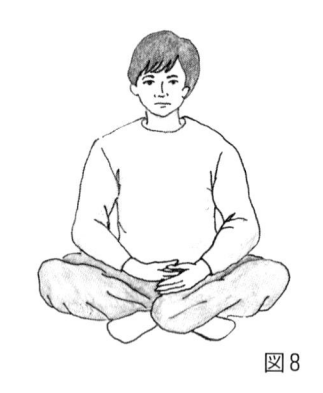

図8

第一段 手抱崑崙(しゅほうこんろん)：両手で後頭部を抱きかかえる（図9，10）。

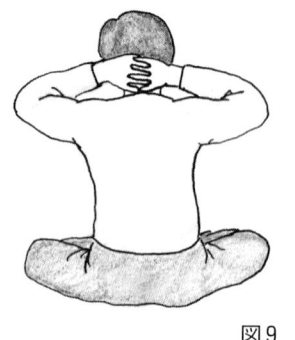

図9 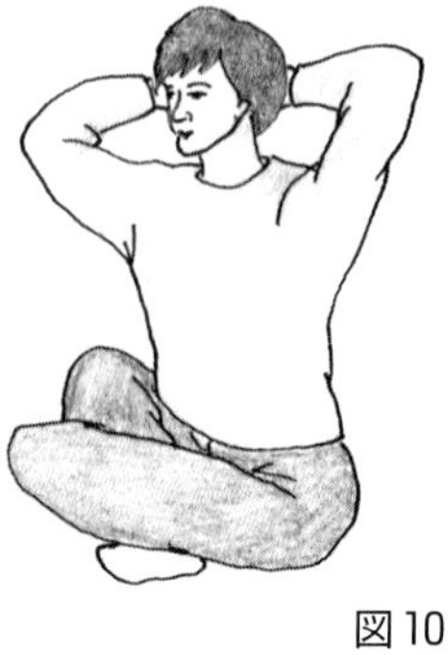　　図10

● 動 作 ●
1. 両手の10本の指を交差させて後頭部をかかえ，後頭部を押すように顎をさげ，上方をみる。このときゆっくり息を吸う。
組んだ手で，後頭部を前に押して頭をさげ，下をみる。息を吐く。これをゆっくりと繰り返す。目安は2〜8回。
2. 息を吸いながら，頭を回して左をみる。手で押し，息を吐きながら顔を正面に戻す。次いで息を吸いながら右を向き，吐きながら戻る。以上を繰り返す。目安は2〜8回。

第二段 **天柱微震**：天柱に軽い震動を与える（図11，12，13）。

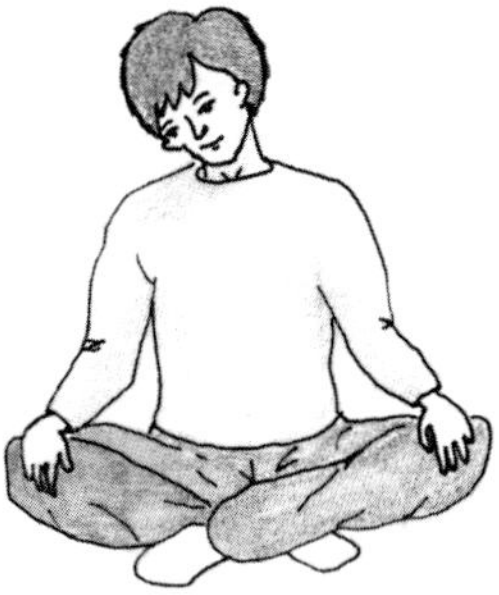

図11 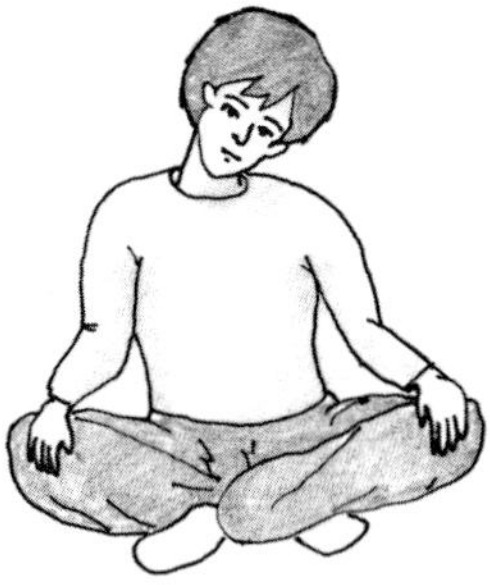　　　　図12 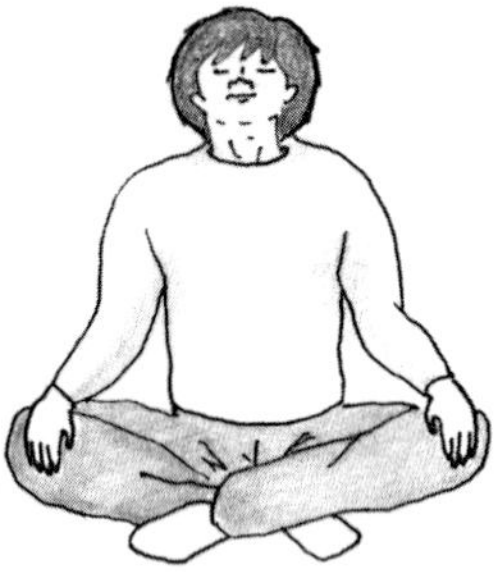　　　　図13

● 動 作 ●
1. 全身の筋肉をゆるめ，肩と腕は動かないように固定し，腰と腹をわずかに回す。これに伴い頭と首も回していく。
2. 頭の回転にあわせ，腹を突き出したり，へこませる。
3. 頚部の筋肉もゆるめ，腰の回転運動にあわせ，頭が四方にゆらゆら揺れるようにする。
4. 首を左から右に向かって時計の針方向に，何回か回す。次に反時計方向に回す。

A-2章　具体的な功法　29

第三段　托天按頂：天を突きあげ頭頂を押す（図14，15）。

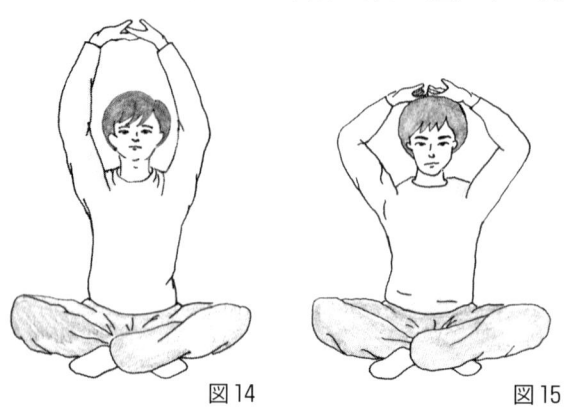

図14　　　　　　　図15

● 動　作 ●
1. 両手を体側から頭頂まであげ，十本の指を交差する。ここから手掌を返して上に向け，ゆっくりと天に突きあげる。肘をまっすぐに伸ばし，全身も上に向かって伸びる。肛門を引きあげ，尾骨先端も内に巻き込むようにして，息を吸う。
2. 全身をゆるめて腕を曲げ，手掌は返さずに落とし，息を吐きながら軽く頭頂部を押す。両手を突きあげ，頭頂部を押す動作を繰返す。8回程度が目安。

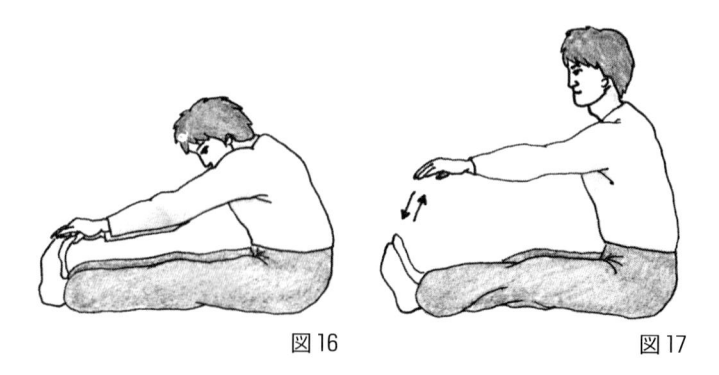

第四段　牢攀脚心：脚心をしっかりとつかむ（図16，17）。

図16　　　　　　　図17

● 動 作 ●
　両脚をまっすぐに伸ばして坐り，上体をできるかぎり前に倒す。両手をまっすぐに伸ばして脚心（湧泉）をつかむ。この姿勢から上体をゆっくり何度もバウンドさせる。初心者はバウンドさせずに少しずつ足がつかめ額が脚に近づくのを目標に前屈する。

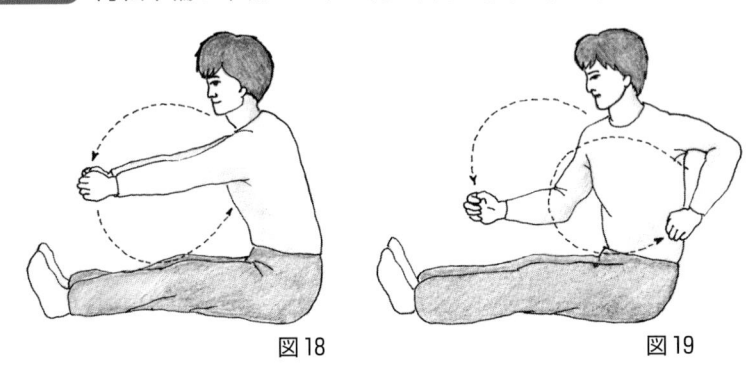

第五段 臂転車輪（ひてんしゃりん）：車輪のように腕を回す（図18，19）。

図18　　　　　　　図19

● 動 作 ●
1. 両脚をまっすぐに伸ばして坐り，軽く拳に握った両手を胸の高さにあげ，ここから後方に立円を描くように回す。静かにゆっくりと大きく8回まわし，次に反対方向に8回まわす。
2. 片手ずつ交互に立円を描く。頭・肩はこの動きに合わせて揺れ動くようにする。8回まわしてから方向を反転して，8回まわす。

第六段 左右開弓（さゆうかいきゅう）：弓をひく動作を左右ともに行う（図20）。

● 動 作 ●
1. ゆっくりと両手を胸の高さまであげ，ここから左手を左方向に押し出し，右手を右方向に強く引く。ここから一度力を込めて左右に開き，両手を腹の前に戻す。
2. 両手を再び胸の前まであげ，左手を右方向に押し左手を左方向に引く。

以上を左右に8回繰り返す。

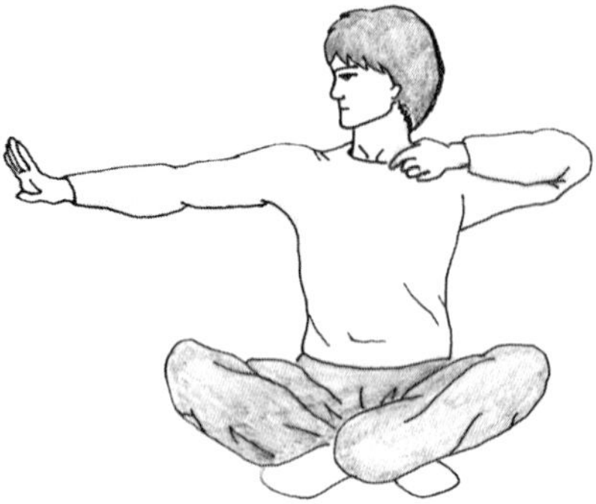

図20 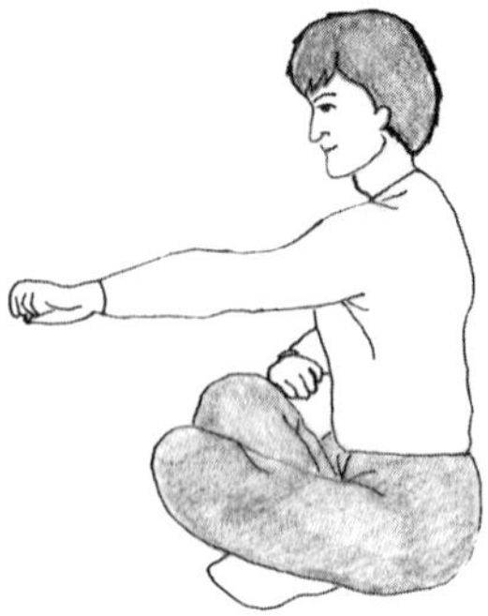　　　　　図21

第七段　交替衝拳(こうかんしょうけん)：交互に拳(こぶし)を突き出す（図21）。

● 動　作 ●

1. 両手ともに拳を握り、左右交互に前方に突き出す。8回行う。
2. 左右両側に交互に突き出す。8回行う。
3. 左拳を右前方に、右拳を左前方に突き出す。これも交互に8回行う。

第八段　叩撃全身(こうげきぜんしん)：全身を叩打する。

● 動　作 ●

両手を軽く握り全身を叩く。まず腰と背中、次に胸と腹、肩と頚、そして手足と全身を軽く叩く。

❖ スワイショウ（用手）

脱力した腕を振るだけの功法。前後に振る方法や身体をねじる方法などいろいろなバリエーションがある（図22，23）。

● 動　作 ●

肩幅程度に足を開き、足先を平行にする。膝をわずかにゆるめ、足裏全体が地面に貼り付くように体重を載せる。背中・首を楽に伸ばし、顎を軽く引き、頭頂部が天に向かって引きあげられるような感じで行う。

図22 図23

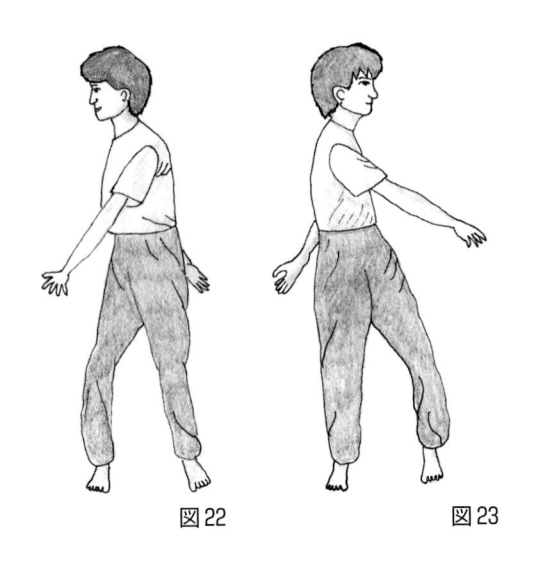

　肩を沈め，腕を脱力させる。
　腰を中心として身体をひねる。
　初めは200〜300回程度を目安に，慣れるに従い回数を増やしていく。

❖ 放松功（ほうしょうこう）（完全にリラックスした状態）

　意念を用いた気功法。坐式，臥式，立式いずれでも可能。
　雲に乗ったような自由の境地をめざす。
　頭から始まり，身体の各部位に「松（そん）」という字を染み込ませるようにする。「松（そん）」で全身が置き換わるように意識する。

● 順　番 ●

　頭部→頚部→胸部（上腕を含む）→腹部（前腕部を含む）→大腿部→下腿→足

　身体の各部位に「松（そん）」の音がしみ込むように時間をかけて練功する。慣れてくると電車の中でもできる。一度に身体全体を回す必要はなく，時間のないときには，上半身だけ，あるいは下半身だけ，というように身体の一部分だけでもある程度の効果は期待できる。

❖ 小周天
しょうしゅうてん

静かな部屋で行う。気温や湿度を快適な状態にしておく。

● 動　作 ●

1. 通常のあぐらをかくような姿勢をとる。両手は握って下腹部下端におく。
2. 両目をかすかに閉じ，何も考えず，見ず，聞かず，動かず，舌は軟口蓋部に軽く接触させる。唾液が溜ってきたらゆっくりとのみくだす。
3. 気を動かす。
4. 実際には以下のように想像する。臍下4cm付近にある気海（きかい）というツボ付近にある（と仮想する）熱感を下腹部に沿って降ろす。その熱感を，会陰部を通し，背中を脊柱に沿って上昇させる。頭頂部から下降させ，顔面を下り，胸・腹部の正中線を下降し，もとの下腹部の気海に至る。
5. この一連の気の操作を繰り返し行う。

経絡的には気を，任脈（にんみゃく）と督脈（とくみゃく）（図24）を連続的に移動させることに等しい。任脈と督脈を調整すると，12正経を個々の経絡を調整することなく，調整可能とされている。

終了時には静座吐納（せいざとのう）（安らかに坐ったまま息を吐き出したり吸い込んだりする）あるいは周天運気（小周天の方法で気を導引する），運気治療（気を導引して病気の治療にあたる），いずれも気功を終える前に下腹部に気を沈め，両目をかすかに開け，手足を軽く伸ばし，ゆっくりと歩く。絶対にあわてて終えてはいけない。そして八会穴を按摩して周天の運気不足を補う。

気功の練習が終わったら指を熱くなるまでもみ，その指を経穴にあて，こするか，あるいは36回もむ。

図24　任脈と督脈

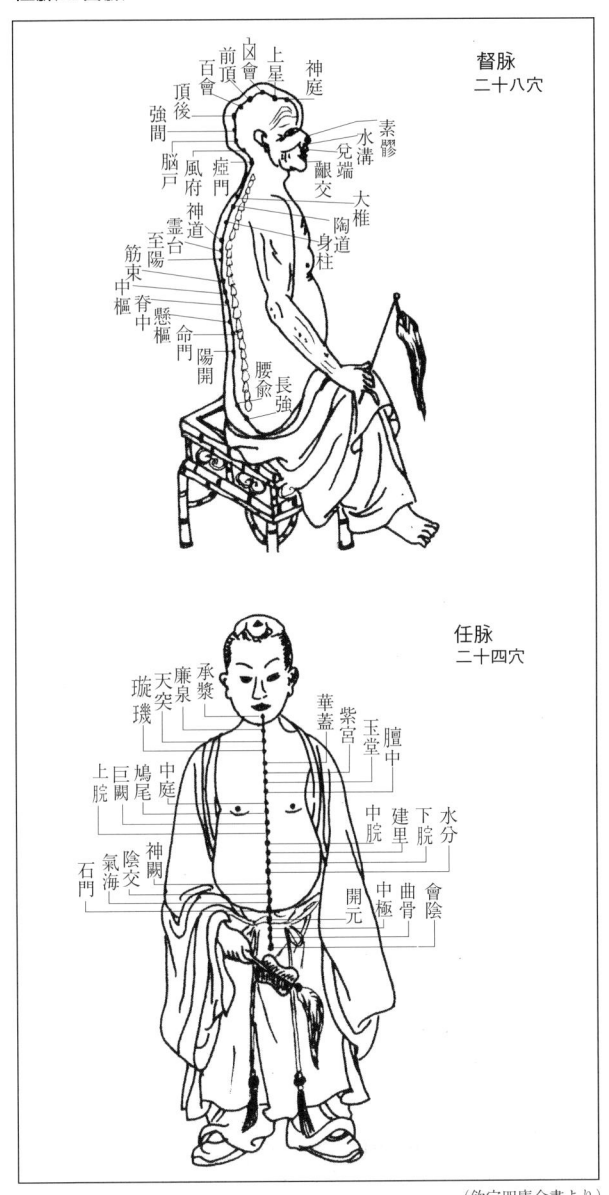

(欽定四庫全書より)

A-2章　具体的な功法

❖ 郭林新気功

癌に有効とされ，人気が出てきた。比較的新しく開発された功法。

（☞連絡先：郭林新気功協会　03-3727-0216）

予備功　松静站立(しょうせいたんりつ)

本気功の各種功法を行うときの基礎。

● 目　的 ●

種々の雑念を取り去り，身体が緊張もしていなければゆるんでもいない状態にする。つまり身体の状態，思考などすべてが松静自然(しょうせいしぜん)になることを目的とする。

● 動　作 ●

1. 両足を水平に開く。
   足を肩幅程度に開いて立ち，膝をやや曲げるが，膝頭は爪先より出さないこと。両膝と両股関節の力を抜く。重心は左右均等。
2. 両目を軽く閉じる。
   まず遠方をまっすぐ眺め軽く目を閉じるが，目の位置を変えない。まぶたは軽く閉じる。
3. 舌は上顎にふれる。
   舌先は軽く上顎にふれ，両唇は閉じているようで閉じておらず，力を入れないこと。
4. 百会(ひゃくえ)を天に向ける。
   頭頂部にある百会のツボをまっすぐ空に向け，両者の間に垂直線を形づくる。これは頭の位置が正確であるかどうかを計る目安。首には力を入れず，自然に力が抜けるようにする。
5. 肩をゆるめ肘を落とし，腋下に隙間をつくり，腕を垂らす。
6. 胸をふくらませ，背筋をまっすぐにのばす。
   胸をややふくらませるが，突き出さないようにする。背中は曲げてはいけない。背骨をまっすぐにしてゆるめる。
7. 腹を引っ込める。
   下腹を外に突き出すのではなく，やや引っ込める。下腹が突き出

ていなければよい。
 8. 腰部をゆるめる。
    命門のツボ以下の腰椎をゆるめる。
 9. 肛門を吊り上げ，臀部を引っ込める。
10. 歯をカチカチあわせ，つばを呑込む。
    全身をゆるめ，心が静まってから，歯を36回軽くかちあわせ，それから舌と両頬で口をふくらませ咳をする動作をし，つばを3回に分けてゆっくりと飲み込み，意想は中丹田に送る。
11. 心を静める。

❖ 中丹田の三個気呼吸

松静功後に行う。

● 動　作 ●

1. 両手を軽く，ゆっくりと体の両側から腹部の前にもってくる。
   はじめ手掌は互いに向かい合っているが，腹部の前では手掌を腹部に向け，男性では左手，女性では右手の虎口（手背拇指と示指の間）を臍に置き，手掌（労宮穴を意識する）は中丹田（気海穴：臍から下約4cm）をおさえる。右手（女性は左手）の手掌を左手の甲にかさね，右手掌（労宮穴）を左手掌（労宮穴）にあわせる。

2. 口で息を吐き出し，その後鼻から吸い込む。
   呼吸は軽く，ゆっくりと，時間をかけて深くする。力を入れて，無理に深く，長く呼吸してはいけない。ごく自然に余裕をもって行う。
   息を吐くときには腰，股関節，膝をゆるめ，ややしゃがむようにする。
   ある程度吐き出したら，今度は吸い始める。これを3回繰り返す。

❖ 中丹田の三個開合

　中丹田の三個気呼吸の最後の呼吸が終わるとき，両手をゆっくりと両側に開く（これを開という）。開くとき，両手の甲は向かい合い，指はぴったりとくっつけ，自分の体よりやや広く手を開く。

　手を開いてから手を返して手掌を向い合わせ，両手をゆっくりと腹部の中丹田のところにもっていく（これを合という）。

　手が接触しようとしてまだ接触しないとき，もう一度手を返して手の甲を向い合わせ，2回目の開合をする。

　繰り返し3回行うために中丹田三個開合という。

❖ 定歩風呼吸法

　新鮮な酸素を大量に吸い込んで，体内各器官の必要を満たす。内臓の機能を強化し，免疫力を高めることを目的とする。

　鼻で息を吸い・吐く，その息の音が，自分でようやく聞き取れる程度の静かな呼吸がよい。

● 効能・効果 ●

　この功法は感冒の治療と予防あるいは消炎などに効果があるとされる。この功法は早朝に空気のきれいな場所で行うことが勧められている。

左側定歩式

1. 予備功の中丹田の三個気呼吸と中丹田三個開合の最後の開合をやり終えてから，両手を体の両側におき，体の重心を右足に移し，左足をゆるめ一歩前に出す。

■■■ 中丹田 ■■■

中丹田は臍，あるいはツボの気海の位置を指す。気功練習中はこの部位に意識を集め，功を終える（収功）ときも気をこの部位に収める。これを"真気帰元"という。貴重な内気をみな丹田に収めて貯え，これを散乱させないで全身の栄養とする意味である。

Side Memo

2. かかとを地面につけ，爪先を上に反らす。
   両足は"八"字形ではなく，斜め丁字形をつくるように注意する。
3. 腰と股関節をゆるめ，右足を曲げ，左の足の裏を地面につけ，両膝関節はゆるめ，同時に腰をゆるめ，頭，首，体躯はやや左側に向き，体躯はやや前に傾き，自然に下腹を引っ込める。
4. 右手はゆるく中丹田の前にもっていき，体につけず，中丹田の前約10cmは離すこと。
5. 左手は軽く左股関節外方におく。
   両手をふるときには，肩，肘，腕は自然にゆるめ，やや曲げる。
6. 身体の動きにあわせて，二吸一呼の呼吸動作をする。
7. 左足のかかとが地面につき，爪先をそらした左足に顔を向けたとき，吸，吸の吸い込み動作をする。
8. 右足のかかとが地面から離れ，爪先が地面につき，体を右側に回し，左手は丹田の前にもっていき，右手は右股関節の外側にもっていく。このとき吐く動作をし，体を前方やや右の方に向ける。
9. 左足の爪先をそらしたとき，2回目の吸，吸の動作をし，左足を水平にして体を右側に向けるとき，2回目の呼の動作をする。
10. 体がもとの位置で繰り返して回るにつれて，吸－吸－呼の呼吸動作を繰り返し，全部で9回行う。
11. 右足をもとの位置に戻し，もとの松静站立(しょうせいたんりつ)の姿勢になり，中丹田三個開合と中丹田三個気呼吸を行う。

右側定歩式

その後，体の重心を再び左足に移し，右足をゆるめるとともにそれを一歩前に出す。かかとが地面につき，爪先を反らす。動作は左足と同じで，方向が逆になる。

左足と同じで9回行う。

9回し終えたら，左足をもとのところに戻し，再び松静站立の姿勢になる。

● 咽津功 ●
いん つ こう

　本功が終了したら，両足を肩幅に開いて立ち，口内の唾液を3回に分けて飲み下す。

● 収　功 ●
しゅう こう

　中丹田三個開合，中丹田三個気呼吸をやり，舌先は上顎を離し，もとの位置に戻す。意念は丹田を離れ，ゆっくりと目をあけ，ゆっくりと歩く。

● 休　息 ●

　収功後には気功の効果を身体全体で消化・吸収する段階に相当する。最も大切なプロセスである。20分以上リラックスできる姿勢で休む。

3章 外気の物理科学的検討

　気功師が発する"気"の本態が物質，情報，エネルギーの一種，あるいは未知のものであるか，現在では結論はくだせない。気を発した結果生じた物理化学的に測定できる要素の検討はされてきている。

　遠赤外線コタツでは100ワットの遠赤外線が検出されるが，気功師の発功時には，その100万分の1程度ではあるが，遠赤外線が検出される。遠赤外線コタツよりは，一般には外気功の方が治療効果は高い。したがって，外気が有効な理由に遠赤外線が決定的なものとは考え難い。

1 静電気の発生

　練功がすすむと，手のビリビリしたしびれの感覚が生じ，静電気の特性に似ることから，静電気の発生状況の検討がされた。

　気功状態の前後の検討では，前では静電気の発生はなかったが，気功状態に入ってから1分後から静電気が発生し始め，1分45秒後にピークとなり，2分10秒後に消失している。この静電気を発生させる，あるいは停止させることは気功師の意識でコントロールが可能であった。

2 磁界の変化

　中国の論文では地磁気（0.5～0.8ガウス）の数倍の磁気を発する気功師が紹介され，日本で追試が行われている。

　生体の磁気は微弱で1/数億～数十億（ガウス）程度である。東京電機大学での測定では地磁気レベルの磁界は測定されなかった。しかし，一定のゆらぎを伴う脈動磁界が測定された。遠赤外線と同じく，一定の周波数をもつ磁界の出現も心身の安定状態を示すものと考えられる。

3 気功の医学的検討（外気の発生部位の検討）

気功師が外気を発したときに，脳内の変化をPET検査で評価する試みがなされている。20分間にわたり，患者を外気功で治療している，とイメージしたときには，前頭葉に核種が集積しているのが確認されている。外気を受け取る患者の脳血流量は，全脳で20％低下していたという。

4 微生物に対する外気の効果

大腸菌に関して次のような現象がみられた。

大腸菌を死滅させる，という意念で外気を1分間発してから48時間培養すると，コントロールの50～90％の大腸菌が死滅していた。逆に大腸菌を増殖させる，という意念で外気を1分間発してから48時間培養すると，コントロールの2～7倍に増殖した。

日本でも同様の実験が行われたが，大腸菌は死滅させる，あるいは増殖するという，どちらの意念でも大腸菌は減少した。

細胞の種類の問題，意念の内容，気功師の問題など検討課題は多い。

5 外気は意識的に出せるか

1978年には気功師の手掌のツボから，ゆらぎをもった遠赤外線が検出されている。人体から遠赤外線が検出されることは当然であるが，"ゆらぎをもった"遠赤外線の検出が通常の赤外線放射と異なる点である。モーツアルトの音楽が1/fのゆらぎをもっていることは有名であるが，生命体はこのようなゆらぎを伴う存在である可能性が高い。

ここでとりあげている"ゆらぎ"とは，その振幅や波形，周波数などが，ある一定の法則に従って変化する波動のことである。

気功師が外気を発するときに，赤外線分光計にて測定したところ，発功時には外気発出時のスペクトル曲線の振幅が10倍以上になることが知られている。さらに，その赤外線の量を意識的に気功師がコントロ

ールできることも確認された。

6 脳波による検討

　静功のエキスパートが入静した際の脳波の検討がある。
　はじめにアルファ波が後頭部に発生し、しだいに前頭部に移動していく。その振幅は一般人のリラックスした状態よりも小さい。入静した状態では、心身共にリラックスした状態になるが、弛緩したすきだらけの状態ではなく、集中力はむしろ強化されるという、一見矛盾した意識状態になることと関連がありそうである。
　ほぼ全脳からアルファ波が発生し、周期化する傾向にあった。脳全体の活動が秩序化され、よりよい健康状態を作り出していると推測される。

7 癌細胞に対する効果

　子宮頸癌の培養細胞に対する効果では、外気をあてると対照群に比し、増殖の低下がみられ、胃癌細胞の培養実験でも、外気をあてると癌細胞の増殖力の低下がみられた。さらには意念を用いて外気をあてると25％の癌細胞が"殺傷"される。

8 心血管系に及ぼす効果

　練功は心拍出量に影響がある。吸気時には交感神経有意となり、心拍出量は増加する。呼気時には副交感神経が有意となり、心拍出量は減少する。入静後には吸気・呼気にかかわらず、心拍出量の減少が認められる。
　リウマチ性弁膜症の患者では肺動脈圧を低下させる。
　高血圧患者や妊娠中毒症患者でも血圧降下作用があり、薬物療法に匹敵するという効果があった。しかし、練功期間の長短、功法の選択でも効果に差が出るようである。

9 免疫系に及ぼす効果

　練功3か月でIgGが有意に上昇した報告がある他，白血球のリンパ球分画の増加がみられた。

10 消化器系への効果

　気功の鍛錬後には胃液の分泌が亢進し，レントゲンでの観察では，胃腸の蠕動運動が亢進するようである。

4章 気診治療について

1 "気"を治療に用いる

　医療の現場で"気"を用いた治療をしたらどうなるか？ そんなことができるのか？ と眉に唾をつけられるかもしれないが，著者の外来では患者のほぼ全員が"気"を用いた治療を受けている。少なくとも現在の日本の医学部附属施設でこのような治療を行っている唯一の例である。

　著者は平成4年以来加古川市在住の整形外科医小田一に師事し，"気"を用いた治療の修得に努めてきた。小田は"気"の状態を判定する方法を1970年代に発見し，その後発展させてきた。その基礎となるのが針灸理論である。当初は針灸治療に用いる針や艾の替わりに"気"を用いる方法であった。その後，取り扱える"気"のレベルが上がったため，針や艾を用いる方法よりも治療効果が良好となってきている。また，針や艾では治療が不可能な状況でも治療できることもある。あまり馴染みのない内容でもあり，また，紙面の都合で詳細の記載は省くが，以下に概要を記す。なお，以下の内容はこれまでの医学的知識だけでは理解不可能で，多種多様な学習が必要となることを付言しておく。

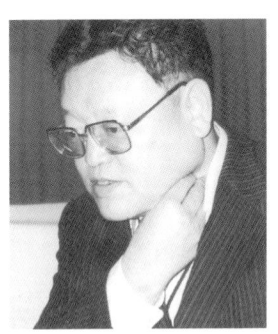

小田　一：胸鎖乳突筋検査法開発者，整形外科医。臨床の必要に迫られて気診治療を開発。

本治療法に関する連絡先：
〒603-8234　京都市北区紫野下若草町23
旭物療器研究所内　針灸気診研究会事務局
電話：075-491-9018

2 胸鎖乳突筋検査法

　身体にとって不適切な刺激を加えると，全身の筋肉は緊張する。腕時計などの金属を手掌に載せると腓腹筋や僧帽筋が緊張する。金属のみならず，薬物を手掌に載せても同様の現象が起こる。手掌に載せて筋肉が緊張するような薬物よりは，筋肉が緊張しない薬物を内服すると臨床効果が高いことが経験的に知られている。

　臨床的には手掌にものを載せずに，イメージで診断することも可能であり，診断するには早く，実地臨床家には実用的である。ただし，熟練が必要である。

　どの筋肉を用いるかで診断する手法が替わる。すなわち，bi-digital-O-ring test や Finger test，そして小田式胸鎖乳突筋検査法がある。その他にも多数の手技がある。胸鎖乳突筋検査法は自分一人でできて，検査するだけではなく，治療法もある利点があり，著者は臨床的に重宝している。講習会などでは1時間程度の講義後，1時間程度の実技実習でかなりの者が修得している実績がある。

1 2種類の気

　健康状態を促進するか，増悪させるかで"気"は2種類に分類される。第一に健康状態を促進する作用のある"**正気**"であり，第二に健康状態を増悪させる"**邪気**"である。

　身体に不適切な刺激が加わると，全身の筋肉が硬く，こわばってしまう現象が起きる。多くの者は邪気が多いがために，この現象が体感できない。講習会などで気診治療を受けた後では容易に体感できる。

　人体表面からどの程度の距離まで"気"が及んでいるかを調べることもできる。"気"が及んでいる範囲では『胸鎖乳突筋が緊張する』と条件を設定する。右利きの場合には右手で左胸鎖乳突筋の緊張あるいは弛緩状態を確認し，そして体表面からかざした左手掌を体表面遠くから，体表面へと近づける。

　検者の胸鎖乳突筋が初めて緊張した面まで"気"が及んでいる，と判

定する。たとえば肩こりがひどい患者の肩のこりの左右差を比較して，"気"の及ぶ範囲が狭い方の肩がよりこっていると判定できる。健康状態を促進させる"正気"が充実しているときには，身体から離れた部位まで"気"が及ぶ。"正気"が不十分なときには，体表面から及ぶ"気"の範囲は狭くなる。

2 異質な気

体表面から発散している"異質な気"を認めることも多い。身体表面に"異質な気"を認めると，体表面に近接した場所でも胸鎖乳突筋は緊張する。前述した肩こり例の"気"とは，"患者の固有の気"であったが，ここで述べているのはそれとは異なる"何らかの気"の寄生現象と考えている。このような"異質な気"の寄生現象があると，その患者の正気は衰える。肩こりの例で述べた，"正気"を胸鎖乳突筋検査法で検査する場合には体表面でも胸鎖乳突筋は緊張しない。これに反して"異質な気"の場合には体表面にあるものでも胸鎖乳突筋は緊張する。なお，この項で述べた**"異質な気"**とは前項で述べた"邪気"でもある。

3 陰陽八卦

陰陽を利用した治療としては，陰陽五行が有名であり，五行説を用いた，相生・相克の関係を利用する。陰陽は他に易の概念を利用した，八卦もあり，陰陽八卦と呼ばれる。

混沌から太極が生まれ，両儀，四象，そして八卦に至る系列である。気診では各々のレベルに対応する治療法を設定してある（詳細は略）。

4 診断経気の概念

通常の古典的な針灸治療では，証の決定には望・聞・問・切の四診が用いられる。臨床の現場では治療に必要な情報を正確に，すばやく入手する必要がある。

気診では診断や治療に関する脈診などの情報を診断経気から得てい

る。診断経気とは条件付けによって最適な情報を得られる部位のことで，以下の手順で診断する。

　ヒトの身体を三才の気，天（首から上）・人（首から股関節まで）・地（股関節以下）でおおまかな場所を分ける。

　胸鎖乳突筋検査で"天"に反応する場合には頭部の前面，左・右側頭部，後頭部，頭頂部のいずれに，診断経気が存在するかを診断する。具体的には診断経気が存在する部位で胸鎖乳突筋が緊張する，という条件で上記の部位を非利き手をかざして探す。

　人・地に反応しても同様の手順で診断経気が存在する部位を見つける。なお，この診断経気は診断する術者のレベルによって部位が異なることが多い。

　診断経気を見つけた後は，補助診断孔穴を用いて各種の診断をする（詳細は略す）。

■六　海

　霊枢の海論篇には四海（水穀海・気海・血海・髄海）が記載されている。脈証からさらに2つの海があることが判明した。それらに陰脈海および陽脈海と名付けて六海として治療している。

　東洋医学にかぎらず，東洋の伝統では技術的なことは一子相伝であり，真実は最も優秀な弟子にのみ伝えたようである。古典だからといって記載事項すべてが正しいとはかぎらず，ヒトの身体で記載事項が正しいか否かを検証しながら読み解く必要がある。

　帯脈および頚部には，六海の孔穴すべてが認められるが，躯幹の縦相関に関しては，前後左右に血海の孔穴を認める。前後左右と斜め前後左右で合計8つの面が区別されるため六海八面体と呼ぶ（六海八面体の治療の実際は省略する）。

3 気の容量

　ヒトには，気の容量の大きいヒトと小さいヒトがある。それを計る尺度こそなかったが，気の容量の差異には誰もが漠然とではあるが気づいている。気の構造が層状になっていると仮定すれば気の容量を量る尺度になり得る。気がどの天体と反応するかに着目して，気の階層構造を考えてみる。

表6　気の階層構造

第5層	神界
第4層	宇宙
第3層	銀河系
第2層	太陽系
第1層	地球

　第4層の宇宙を超える天体とは，具体的に想像できないので便宜的に神界と名づけた。地球に気が反応する，共鳴するといっても，その程度はさまざまである。生活空間のみに反応・共鳴しているヒトもあれば，全地球と反応・共鳴しているヒトもある。さらに各層における気の多寡を知る尺度が必要となる。

4 気の多寡の尺度

表7　気の多寡の尺度

①肉　体	よ	⑥意識魂	の	
②生命体	も	⑦霊　我	と	
③アストラル体	ほ	⑧生命魂	そ	
④感覚魂	へ	⑨霊　人	こ	
⑤悟性魂	ね			

■■■ 音素診断とは ■■■

　カイロプラクティックの分野で脊椎のずれなどを，単語になる以前の音の組み合わせを用いて診断する末原が開発した方法。この音の組み合わせを音素と呼ぶ。検査の目的で用いる音素群を音素コードと呼んでいる。小田は音素コードと胸鎖乳突筋検査法を組み合わせ，音素コードを意識したときの胸鎖乳突筋の緊張，弛緩を利用し，すばやい診断を可能にした。

A-4章　気診治療について　49

気の各層における，気の多寡を知る尺度として，肉体〜霊人の音素診断が有用である。

神道の本には垂直五段変化の記載があるものがある。
- コン：神の世界
- ゴン：コンの世界とハク・スイ・ダラニをつなぐ存在
- ハク：思想・精神・意識・科学など人間や物質を中心とした考え方が属する世界
- スイ：生命
- ダラニ：階級・貧富・血統・弱者強者など物質的繁栄に関連した世界

これら垂直五段変化の世界と気の5つの階層との間に類比的関連性が認められる。したがって以下の表ができる。

表8　気の階層構造

第5層・神界・コン・五次元
第4層・宇宙・ゴン・四次元
第3層・銀河系・ハク・三次元
第2層・太陽系・スイ・二次元
第1層・地球・ダラニ・一次元

5 気の診断・治療の制約

気の階層間の相違は次元の相違として臨床的に応用されてきた。第1層と第2層にしか気の反応が出ていない者には，第3〜第5層の気の反応とはまったく無縁である。気を用いて治療する場合には，気の階層がどこまであるのかによって，診断および治療できる範囲が限定される。

1 気の階層と内容

気の階層には各々①肉体〜⑨霊人あるいはその一部の反応が認められる。5つの階層に①〜⑨の反応があれば以下のようになる。

表9　気の階層と内容

第5層コン	よ	も	ほ	へ	ね	の	と	そ	こ
第4層ゴン	よ	も	ほ	へ	ね	の	と	そ	こ
第3層ハク	よ	も	ほ	へ	ね	の	と	そ	こ
第2層スイ	よ	も	ほ	へ	ね	の	と	そ	こ
第1層ダラニ	よ	も	ほ	へ	ね	の	と	そ	こ
	↑	↑	↑	↑	↑	↑	↑	↑	↑
	肉体	生命体	アストラル体	感覚魂	悟性魂	意識魂	霊我	生命霊	霊人

　音素診断でコン～ダラニの反応を調べ，気がどの階層まで発展しているかが判定できる。さらに肉体～霊人の音素で各階層の内容がわかる。ヒトに認められる最上層の要素はすべて備わっているわけではない。それ以下の階層では内容が充実しているが，何らかの理由で一部空虚になっている場合もある。

2 気の階層の多様性

　コン～ダラニの垂直五段変化と霊人～肉体とを縦横の座標として，気の内容が空間的に表現された。この基本的な1つの単位をcellと呼ぶ。通常のヒトの気は1つのcellを十分には満たしていない。しかし，多くのcellを満たすヒトもいる。これが気の容量の差異である。

6　気診治療の実例

症例1 51歳・女性
主訴 食思不振

● 現病歴 ●
　2002年2月，乳癌のため両側乳房切除術後から胃部不快感出現。食事を摂りたくない，という。2002年4月12日東京女子医科大学附属成人

医学センター自然療法外来初診。
●身体所見●
　顔色が土気色で肌も全体に乾燥傾向。胸部：両側乳房切除後状態。腹部：朝食後約2時間であったが，心下部振水音を聴取した。胸脇苦満は認めない。身体背面：後頸部，肩，肩甲骨中央部，腰背部，臀部いずれも著明な筋肉のこりを認めた。
●経　過●
　気診治療直後に胃部不快感は改善。身体背部に認められた著明なこりは改善。手術後初めて空腹感を感じ，おいしく昼食を摂れた。
●考　察●
　本症例は乳癌のため女性の象徴ともいうべき乳房を，しかも両側全摘術を受け，精神的にもまた肉体的にもダメージを受けていた。初診時には約1時間にわたり話をし，その後気診治療を行った。したがって，単純に気診治療の効果だけではなく，闘病生活に関する苦痛に対して共感的な態度を示すことで，患者の安堵感を生じ，さらに気診治療の効果を高めた可能性がある。
　しかし，共感的態度だけでは肩などの筋肉のこりの解消はこれだけの短時間では不可能だったと考えられた。したがって心理的な効果に加え，気診治療との相乗的な効果で，久しぶりに食事がおいしく摂れたと考えた。
　その後この患者は外来を時折訪れ，体重も術前に比し約10kg減少していたが，順調に回復していった。栄養状態の改善とともに顔色もよくなり，さらに身体背面のこりも気診治療直後は改善するが，時間が経つと再出現するという状況が解消され，筋肉がほとんどこらない状態になった。
　気診治療の内容としては，この当時行っていた"天の気"と"地の気"を用いる治療法を行った。天上の"気"や，大地に満ちた"気"を患者に入れる治療法である。手順としては大地の"気"をイメージして，その"気"を患者の足下から頭上に向けて入れる。次いで，天上の"気"を患者の頭上から足下に向かって入れる（約5秒程度）。

誰でもできそうにみえる簡単な方法である。しかし，同じ動作をしても，基礎となっている気診治療の理解がないと治療効果は少ないようである。

"気"は意識すれば取り扱えるが，取り扱う者が意識している内容で効果が変わる点が興味深い。

症例2　昭和14年生まれの女性
主訴　朝のこわばり

● 既往歴 ●

42歳の時，子宮筋腫で手術。

● 現病歴 ●

1993年頃から関節リウマチとして，東京女子医科大学附属膠原病リウマチ痛風センターで経過観察を受けていた。

朝のこわばり感が強く，西洋医学以外の治療を求め，1994年5月25日，東京女子医科大学附属東洋医学研究所を受診。

● 初診時の現症 ●

身長163cm，体重59kg。

下腹部正中切開の手術瘢痕を認める。

腹部は全体にやや軟弱。心下部振水音，胸脇苦満は認めない。四肢は冷たい。

コーヒーが飲めないほど胃が弱い，との自己申告があり，漢方薬は桂枝加朮附湯を処方された。その後身体が温まるようになり，良眠できるようになった。

94年7月20日：関節痛が増悪。大防風湯に変更。関節痛は一進一退。

担当医退職に伴い，97年6月21日から著者が担当することになった。手，足関節痛がつらい，下肢の冷感がある。歩行することもつらい。背中が張って苦しい，という。

身体所見では食後2時間以上経過していたが，心下部振水音を認めた。漢方薬は薏苡仁湯を六君子湯に変更した。この日から2週間に1回の受診時に気診治療を行った。2週間後の受診時には背中が苦しいのが

改善し，歩くのも楽になり，周囲の知人などからも"よくなった"といわれたとの報告を受けた。

本症例は関節リウマチで抗リウマチ剤に加え，漢方治療を行っていた症例に気診治療を追加した。担当医が変更になった時点で，関節痛が強く，漢方薬そのものを変方した。自覚的に"胃が弱い"と申告があり，さらに心下部振水音が昼食後2時間で観察された。著者が治療を引き継いだ時には，麻黄4gで薏苡仁湯(よくいにんとう)が煎じ薬で処方してあった。胃の状態を改善させることを第一に考え，六君子湯(りっくんしとう)に変更した。

心下部振水音が聴取される時には身体背面，後頚部，臀部のこりが改善し難いことは日常的に多く経験するが，著者の検索した範囲では心下部心水音と身体背面の筋肉の凝りの関連に言及した報告はみられなかった。患者を左側臥位にし，胃内に貯留した飲食物や胃液などを右手掌でもちあげると，上述のこりの程度が軽減あるいは消失する。診察時にこ

図25　気診治療経過図

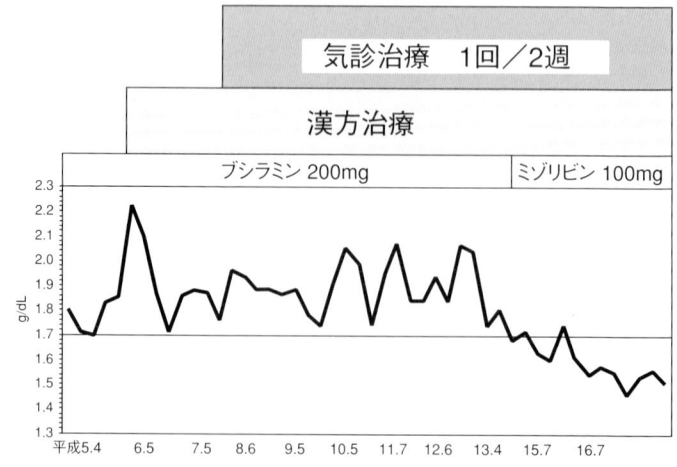

リンパ球数	1583	1436	1760	1752	2154	2346	1896	2073	2128	1823	2184
RAHA	640	320	160	640	160	160	160	160	80	40	40

気診治療　1回／2週
漢方治療
ブシラミン 200mg　　ミゾリビン 100mg

縦軸はγ-グロブリン値(g/dL)，基準値は1.7(g/dL)以下

のようなことを患者自身に体験してもらうと，真剣に咀嚼するようになり，治療効果があがりやすい．漢方薬を内服すれば改善するものではなく，患者自身の努力が伴わないと自覚症状の改善には時間がかかる．漢方薬は疲労倦怠感が強い場合には補中益気湯に変方したが，基本的には六君子湯を継続して用いた．なお，六君子湯に変方したときには煎じ薬を処方したが，後には簡便さのためエキス剤に変更した．

心下部振水音が観察される状態では飲食物の消化吸収の効率が低下し，エネルギー産生の効率が低下することが想像される．また，漢方薬そのものの吸収も低下している可能性が高い．前述したように，心下部振水音のために身体背面の筋肉の異常なこりが出現して腰痛などが増悪した可能性もある．

本症例ではγ-グロブリン値（基準値1.7g/dL以下）の改善の他，RAPA（RA-passive agglutination）の低下，陰性化がみられた．慢性炎症の指標であるγ-グロブリン値の改善については，関節リウマチの炎症性変化が改善すると正常化し得ると考えられる．著者はC型肝硬変症例に漢方治療を行ったときに，線維化のマーカーであるType-IVコラーゲン（7S）が低下するとともに約3年間の漢方治療でγ-グロブリン値が低下，正常化することを観察している．本症例では抗リウマチ剤で治療を受けていた患者が，朝のこわばりを改善させたくて漢方治療を求めて受診した．一時的に漢方治療は有効であったが，その後疼痛が増悪している．その時期に，漢方薬の変更と気診治療の併用で治療したところ，短期間で疼痛が改善した．西洋医学的な薬物治療，漢方治療にさらに気診治療を追加したしたため，長期的には気診治療そのものの効果判定が困難であるが，気診治療直後には関節痛が激減，あるいは消失したため，少なくとも気診治療直後には疼痛改善には，相当の効果があった．六君子湯の処方でも，心下部振水音が聴取される患者にみられる腰痛などの症状が改善することは臨床的によく経験する．したがって気診治療と漢方薬の変更との複合的効果で，関節リウマチ患者の増悪していた関節痛が比較的早期に改善したと考えた．

関節リウマチの治療としては，かつては薬物治療以前に，関節・全身

および精神的安静，保温や体操が薦められていた。しかし，現代の臨床の現場では薬物療法が先行しているのが現状と考えられる。本症例では十分に咀嚼することなど生活面での注意を指導し，漢方薬などの吸収が改善する可能性を説明した。さらには胃内容物が減少すれば，身体背面のこりが改善することを実感してもらった。十分に咀嚼することは実行が困難なことではあるが，継続して咀嚼する動機づけとした。

　近年，自律神経が白血球までを支配していることから，自律神経のバランスを是正することでいろいろな病気・病態が改善することが判明し，リンパ球の数，白血球分画の比率を適正な状態にすることが，関節リウマチ治療でも重要とする提案がなされている。本症例では抗リウマチ剤単独で治療を受けている時期，漢方治療の追加後，さらに気診治療の開始後の各時期には，リンパ球の比率・実数は増加傾向にあり，免疫抑制剤に変更になっても白血球やリンパ球減少などの副作用もみられていない。このリンパ球の分画や実数を適正水準にするという観点からも気診治療は効果的であった。

　一般に薬物療法が有効な場合には尻上がりに症状が改善してくる。気診治療は理学療法の性格をもつ治療であり，時間の経過とともに治療効果は低下してゆく可能性が高い。症状が強い場合にはまず気診治療で，症状の程度を軽くしてから漢方薬などの薬物療法を併用すると，患者のQOLを向上させやすい。

　一般に医師が治療を行う場合には気診治療単独で行うことは考え難く，漢方治療などの薬物治療と併用することが実際的であろう。

　気診治療は"気"の異常を是正する治療でもあり，すべての病気，病態で適応がある。まれに宗教的理由でこのような治療を嫌がるものがおり，それだけが禁忌と考えられる。

　気診治療は2～3か月に一度治療法を改訂しているが，本症例ではその都度最新の治療法を行った。ある程度治療法に習熟してくると，治療法の不十分さが判定できるようになる。そのような時期に治療法が改訂される。

　胸鎖乳突筋が，ある刺激に対して緊張あるいは弛緩と反応する状態を

確実に判定できれば気診治療はできる。この治療法が開発された当初は胸鎖乳突筋の変化をとらえるのに数年を要した者もいたという。しかし，この胸鎖乳突筋検査法を確実に行えるものが増えるとともに，さらに教育法が洗練されてきたこともあり，修得に要する時間も短縮され，最近の講習会では受講初日にある程度の治療ができるのが当然の状態となっている。多くの医師が気診治療を修得することを望む。

7 慢性疲労症候群症例の検討

単なる慢性疲労とは異なり，慢性疲労症候群（chronic fatigue syndrome，以下CFS）は日常生活にさしつかえるほどの疲労倦怠感を主徴とする疾患である（表10）。また，現在までのところ，決定的な治療法がない疾患でもある。このCFSに気診治療を試みたところ著効症例を経験した。その後一定の方法に限定し，7名のCFS患者に気診治療をパイロット的に試みたので報告する。

著効症例 42歳・女性

主 訴 疲労倦怠感

● 現病歴 ●

感冒様症状後の疲労倦怠感が1997年秋以来ある。

熟練した精神科医により，2001年6月CFSと診断された後，向精神薬，漢方薬の併用を受けるが，一進一退であった。performance status（以下PS）は8〜3で推移していた。多少改善した後に活動し過ぎて増悪するパターンを繰り返していた。多くの症例で効果がみられた灸治療，用手的ツボ刺激など無効となり，さらにPSも8と増悪したため，東京女子医科大学附属成人医学センター自然療法外来にて2002年4月19日から，週1回の気診治療を試みたところ，約3か月でPS8から0〜2まで改善した。

この症例を経験したため，同一の方法で，しかもわかりやすい方法で，症例数を増やしてCFSの気診治療を試みた。

表10　厚生省慢性疲労症候群（CFS）診断基準

A．大クライテリア（大基準）
　1．生活が著しく損なわれるような強い疲労を主症状とし，少なくとも6か月以上の期間持続ないし再発を繰り返す（50％以上の期間認められること）。
　2．病歴，身体所見，検査所見で別表＊に挙げられている疾患を除外する。
B．小クライテリア（小基準）
　ア）症状クライテリア（症状基準）
　（以下の症状が6か月以上にわたり持続または繰り返し生ずること）
　　1．微熱（腋窩温37.2～38.3℃）ないし悪寒
　　2．咽頭痛
　　3．頚部あるいは腋窩リンパ節の腫脹
　　4．原因不明の筋力低下
　　5．筋肉痛ないし不快感
　　6．軽い労作後に24時間以上続く全身倦怠感
　　7．頭痛
　　8．腫脹や発赤を伴わない移動性関節痛
　　9．精神神経症状（いずれか1つ以上）
　　　　羞明，一過性暗点，物忘れ，易刺激性，混乱，思考力低下，集中力低下，抑うつ
　　10．睡眠障害（過眠，不眠）
　　11．発症時，主たる症状が数時間から数日の間に出現
　イ）身体所見クライテリア（身体所見基準）
　（少なくとも1か月以上の間隔をおいて2回以上医師が確認）
　　1．微熱
　　2．非滲出性咽頭炎
　　3．リンパ節の腫大（頚部，腋窩リンパ節）

◎大基準2項目に加えて，小基準の「症状基準8項目」以上か，「症状基準6項目＋身体基準2項目」以上を満たすと「CFS」と診断する。
◎大基準2項目に該当するが，小基準で診断基準を満たさない例は「CFSの疑いあり」とする。
◎上記基準で診断されたCFS（「疑いあり」は除く）のうち，感染症が確診された後，それに続発して症状が発現した例は「感染後CFS」と呼ぶ。

● 対 象 ●

　対象はCFSの診断に熟練した精神科医にてCFSと診断された患者7名（男性3，女性4名）。西洋医学的には向精神薬を，東洋医学的には漢方薬を2年以上投与されているが，臨床的にはPSが改善していない症例を対象とした（**表11**）。

表11　PS（performance status）による疲労・倦怠の程度

0：倦怠感がなく平常の生活ができ，制限を受けることなく行動できる。
1：通常の社会生活ができ，労働も可能であるが，倦怠感を感ずるときがしばしばある。
2：通常の社会生活ができ，労働も可能であるが，全身倦怠のため，しばしば休息が必要である。
3：全身倦怠のため，月に数日は社会生活や労働ができず，自宅にて休息が必要である。
4：全身倦怠のため，週に数日は社会生活や労働ができず，自宅にて休息が必要である。
5：通常の社会生活や労働は困難である。軽作業は可能であるが，週のうち数日は自宅にて休息が必要である。
6：調子のよい日は軽作業は可能であるが，週のうち50％以上は自宅にて休息している。
7：身の回りのことはでき，介助も不要ではあるが，通常の社会生活や軽作業は不可能である。
8：身の回りのある程度のことはできるが，しばしば介助がいり，日中の50％以上は就床している。
9：身の回りのことはできず，常に介助がいり，終日就床を必要としている。

● 治療頻度と期間 ●

原則として1～2回/週の頻度とし，12週間の治療期間であった。

● 治療手順 ●

1. 手関節，足関節にアルミフォイルを巻く。
2. 頭部に治療者の手掌を約10秒間置き，"気"を頭頂部から下半身まで送る。
3. イオンパンピングコードを両手関節のアルミフォイルに結合する。
4. 黒のクリップを左手に，赤のクリップを右手に結合する。
5. イオンパンピングコードを両足関節のアルミフォイルに結合。
6. 黒のクリップを左足に，赤のクリップを右足に接続。
7. 足背部に術者の親指をあてがい，足関節部の筋肉の緊張がゆるむまで気を送る。

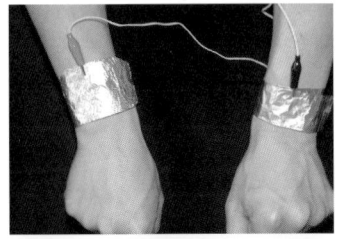

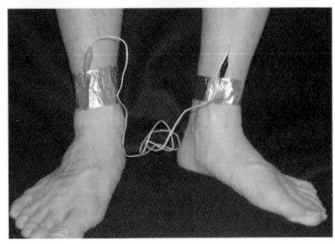

● 結 果 ●

治療前後および治療中の最善 PS の変化を図に示す（図 26）。治療前後で PS が改善した症例は 7 例中 6 例で，1 例は不変であった。改善した症例では PS が 1 改善したのが 3 例，1 までは改善しなかったが，たとえば PS の 5 と 6 の中間という変化を示した症例では 0.5 の改善と表記した。この 0.5 の改善を示したのは 3 例であった。不変症例は 1 例あったが，治療期間中には一時的には PS が 1 改善した。なお，増悪した症例はなかった。

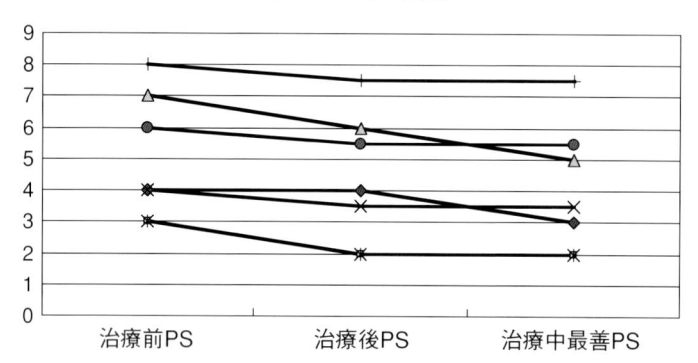

図 26　気診治療前後の比較（CFS 患者の検討）

● 考 察 ●

対象症例は各種治療に反応し難いものであったが，気診治療中は多少ではあるが PS の改善の他，食欲の改善や，不眠・過眠の改善など，自覚症状の改善がみられた。

CFS は向精神薬が一部で有効とされる程度の治療効果しかなく，患者のみならず治療を担当する医師もともに苦しむ疾患である。著者の経験した難治症例では気診治療中は PS の改善と自覚症状の軽減がみられた。

完全回復と考えられる PS0 〜 2 まで回復した症例は，治療前に PS3 と難治症例ではあったが，比較的軽症症例の 2 例であった。この 2 症例はその後完全に社会復帰した。

PS が 6 〜 8 のように比較的重症と考えられる CFS では PS が 0.5 〜 1 の

改善しかなかったが，治療期間を延長すれば改善する可能性もあり，今後に期待したい。著者の経験ではアロマセラピーを併用したところ，急速にPSの改善がみられた症例もあり，いわゆる代替医療がCFS治療には有用であるとも考えられる。なかでも気診治療はこの手順でも一人当たり2～3分で治療でき，有望と考えられた。今後多くの医師が気診治療を修得することを望みたい。

B

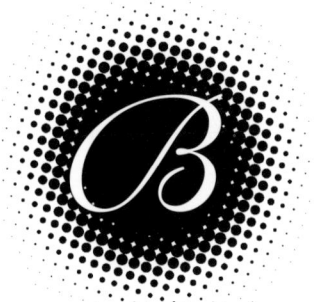

太極拳

1 太極拳の歴史

　太極拳はかつて錦拳と称していた。宋代末期，張三丰の創始によると伝えられている。一説によると，梁代には韓拱月，程霊洗，程珌唐代には許宣平，李道子，殷利亨らがいて，すでにこの拳術が行われ，ただ，名称が異なっていただけであるという。三十七勢，後天法，小九天（十四勢），十七勢という呼称があったとされている。

　太極拳の源流は不明のままであるが，張三丰の伝説では，「武当山の道士。徽宗帝が召し出そうとしたが，道が険しく前に進むことができなかった」「夜，夢に元帝から拳法を授かり，夜が明けてみれば単身，（夜襲の）賊百余を殺していた」「坐道の隠士であったが，鵲と蛇の闘いをみて忽然として悟るところがあり，ついにこの拳法を発明した」という。

　この他にもいくつかの伝説的な話が残っており，太極拳の創始者は不明のままではあるが，古代坐道の修行者で，凡俗の人ではなかったと推測されている。

その後の系譜

　張以後の人としては陝西の王宗，温州の陳同州，海塩の張松渓，四明の葉継美，山右の王宗岳，河北の蒋発らによって，太極拳は受け継がれていった。その間，南北両派に分かれたが，拳式の原則は太極を離れることはなかった。

　蒋氏以後は河南懐慶府陳家溝の陳氏に伝わった。陳氏は十四世に至って老架（＝古い型），新架（＝新しい型）の二つに分かれた。新架は陳有本が創った。

　老架を受け継いだのは陳長興である。長興は子の耕雲をはじめ，陳懐遠，陳華梅ら一族に教えた他，さらに河北の楊露禅と李伯魁に伝えた。その後，楊露禅は班候，健候二子に伝えた。健候は子の少候，澄甫をはじめ，その他門徒に伝えた。澄甫はさらに子や門徒らに伝え，世に楊派

と称された。

現在一般によく知られた門派としては河北郝(かく)派，河南陳家派，河北楊家派がある。各派各々に特長があり，現在では楊派を学ぶ者が比較的多い。

2 簡化太極拳

太極拳の基本技術には，身型・身法・手型・手法・歩型・歩法・腿法・眼法などがある。これらは身体各部分の姿勢や動作に対する具体的な要求である。簡化二十四式太極拳は，24種類の技の組み合わせを1つの套路(たおるー)(日本語読み；とうろ)(1セットになっている基本技法)にしたものである。

■身型

身型とは練習しているときの身体の状態を指す。太極拳の身型のおおむねを以下に示す。

■頭・頚部

頭・頚部は虚領頂頚，頭頂懸とされる。頭頂部の百会のツボに意識を集中して頭を突き出すようにして，あるいは吊り上げられるようにして，首筋を伸ばすことである。首筋だけではなく，背筋をも伸ばしてノビノビと行う。

■肩・肘

肩・肘は沈肩垂肘(ちんじぇんちゅいじょう)(日本語読み；ちんけんすいちゅう)が必要とされる。肩の力を意識的に抜いて沈め，肘を下に落とすことである。肩を沈めるとともに気も丹田に沈め，落ち着いた気持ちで練習する。

■手・手首

基本的な技術としては展指(ちゃんじー)(日本語読み；てんし)・舒掌(しゅうぢゃん)・塌腕(たーわん)の三つが

B 太極拳 65

ある。展指・舒掌とは掌と指を自然に伸展させることである。塌腕は手首を沈めることである。身体はリラックスさせるが，気を沈める必要がある。

■胸・背部
　含胸抜背（日本語読み；がんきょうばつばい）が求められる。含胸は胸の筋肉を自然にゆるめることである。抜背は背中をのびやかにすることである。ともに正しい姿勢が求められる。

■腰・腹部
　松腰実腹（日本語読み；しょうようじつふく）が求められる。松腰は腰を自然に伸ばし，リラックスさせることである。いかなる運動でも腰の重要性は知られているが，太極拳でも同様である。緊張し過ぎないようにして，自在に動けるようにする必要がある。実腹は気を丹田に沈め腹部全体に気を充実させることである。

■股関節・臀部
　この部は斂臀縮胯，尾閭中正（日本語読み；びろちゅうせい）が求められる。斂臀は臀部をリラックスさせて突き出さないように引き締め，自然な状態にすることである。

■予備勢（日本語読み；よびせい）
　これから太極拳を行う体と心の準備をしておく。自然に立ち，両足を前に向けて揃える。両腕も力を抜いて自然に体側に垂らし，頭をまっすぐにし，口は軽く閉じて舌も上顎につける。視線は正面。

3 太極拳の実施方法

第1式　起勢（日本語読み；きせい）

1. 両腕は力を入れずにゆるめておき，両足を揃えて立つ。視線は正面。
2. 上半身はそのまま，左のかかとをあげる。
3. 左つま先を肩幅の位置におろす。
4. 左のかかとをおろす。
5. 下半身はそのまま，両手首から引っ張りあげられるように，両腕を両肩の高さまであげていく。
6. 下半身はそのまま，両手首と両肩を同じ高さにする。
7. 両膝を曲げていき，中腰姿勢になりながら，両肘をゆるめ，両手を下腹部の前までおろしていく。

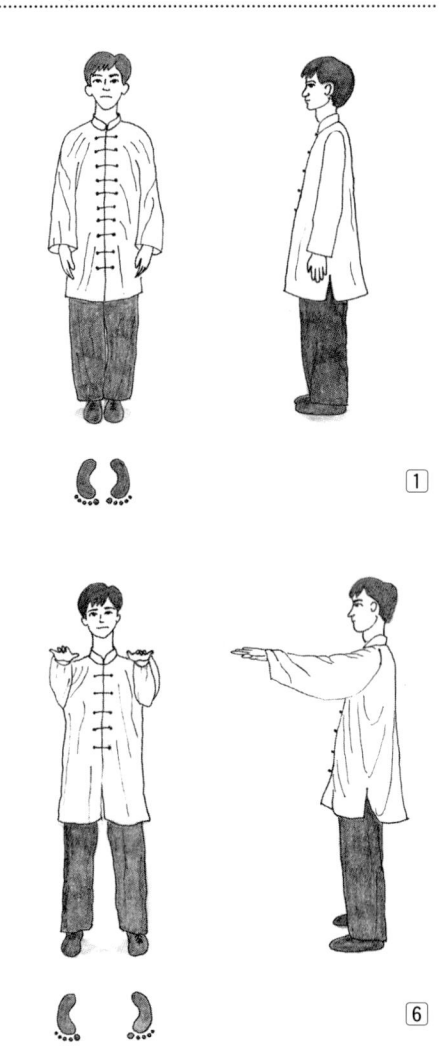

B　太極拳

8. 中腰姿勢となり，両手が下腹部の前にくる。視線は正面。

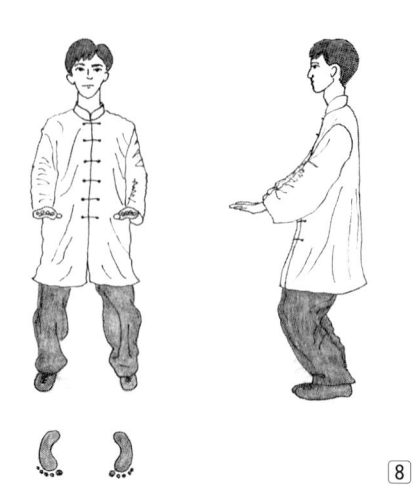

第2式 左右野馬分鬃 （日本語読み；さゆうのまぶんそう）
<small>ずおよううぃえまーふぇんぞん</small>

1. 腰を左に回し，左つま先を右足に引き寄せる。右手を下腹部の前にもってくる。右掌と左掌を向かい合わせておく。視線は右手。
2. 上半身はそのまま，腰をやや左へ回し，左のかかとを左斜め前方に踏み出す。

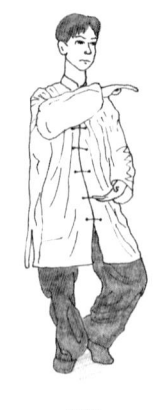

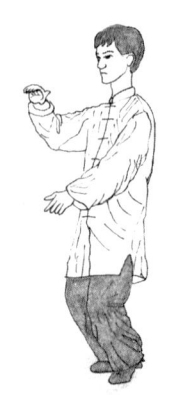

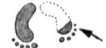

68

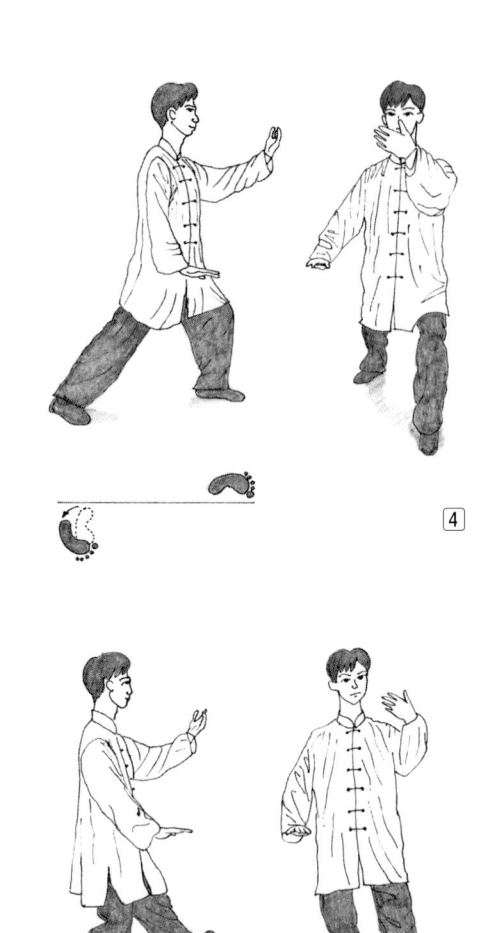

3. 左つま先をつけ，重心を左足にかけ始める。右手を下におろし始め，左手を上にあげ始める。手は若干交差する。
4. 右のかかとを蹴りだし，左弓歩＊となる。右手を右股関節の横までおろし，左手を胸前まであげる。視線は左手。
5. 上半身はそのまま，重心を右足にかけ，左つま先をあげる。
6. 腰を左に回し，左つま先を左斜め45度へと倒す。
7. 重心を左足にかけていく。
8. 右つま先を，左足に引き寄せる。左掌を返し胸前に，右掌を返し下腹部の前にもってくる。左右手掌は向かい合わせておく。

―――――――――
＊日本語読み；きゅうほ

B 太極拳 69

9. 腰をやや右へ回す。
10. 右のかかとを右斜め前方に踏み出す。
11. 右つま先をつけ、重心を右足にかけ始める。左手を下におろし始め、右手を上にあげ始める。左右の手は若干交差する。
12. 左のかかとを蹴り出し、右弓歩（ごんぶー*）となる。左手を左股関節の横までおろし、右手を胸前まであげる。視線は右手。
13. 上半身はそのまま、重心を左足にかけ、右足つま先をあげる。
14. 上半身はそのまま、腰を右に回し、右足つま先を右斜め45度倒す。重心を右足にかける。

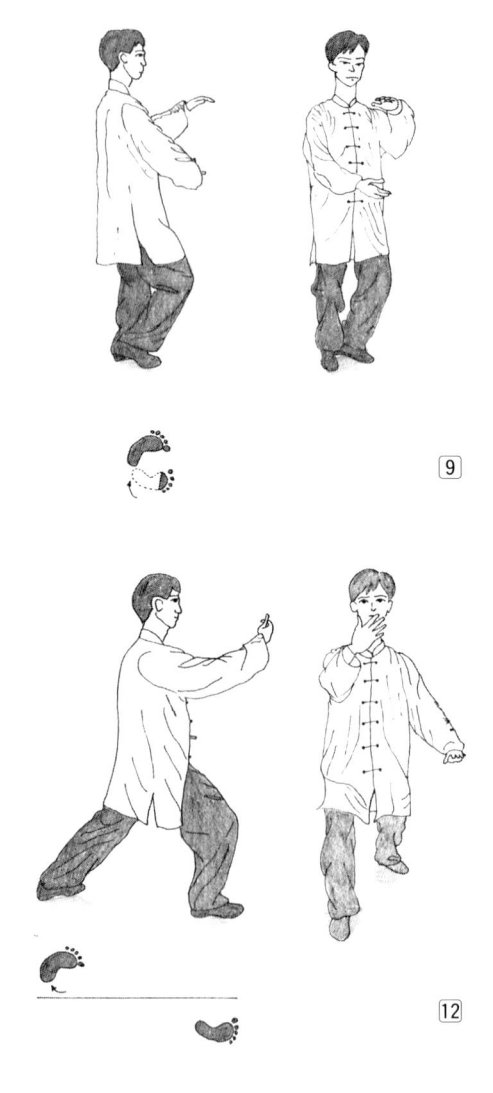

⑮ 左足つま先を右足側に引き寄せる。右掌を胸の前に，左掌を下腹部の前にもってくる。右掌と左掌は向かい合わせておく。視線は右手。

16. 上半身はそのまま，腰を左へ回し，左のかかとを左斜め前方へ踏み出す。

17. 左足つま先をつけ，重心を左足にかける。右手を下におろし，左手を上にあげる。右手と左手は少し交差する。

⑱ 左のかかとを蹴りだし，左弓歩(ごんぶー)＊になる。右手は右股関節の横へ，左手を胸の前まであげる。視線は左手。

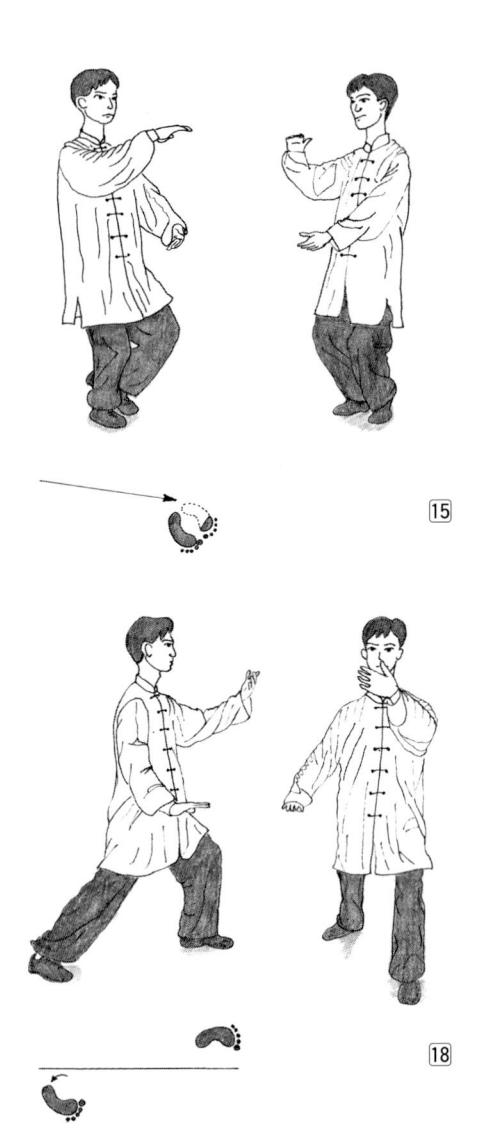

B 太極拳

第3式 白鶴亮翅 （日本語読み；はっかくりょうし）
ばいふーりゃんちー

● 跟歩抱球 ●
げんぶーぱおちゅう

1. 腰を左へ回し，右つま先を半歩引き寄せる。左手を胸の前に，右手掌を下腹部の前にもってくる。左手掌と右手掌は向かい合わせておく。視線は左手。

2. 重心を右足にかけながら，腰を右に回し始める。右手を額の高さに，左手を右掌側の手首にあてるようにもっていく。

3. 重心を右足にかけ，腰を右に回す。右掌側の手首に左掌をあてる。両手は額の前で交差させる。視線は左手。

4. 腰を進行方向に回しながら，右手は動かさず，左手を下におろしていく。このとき，左足を軽くあげる。

5. 左手は腹部の前を払い，左股関節の横へもっていく。

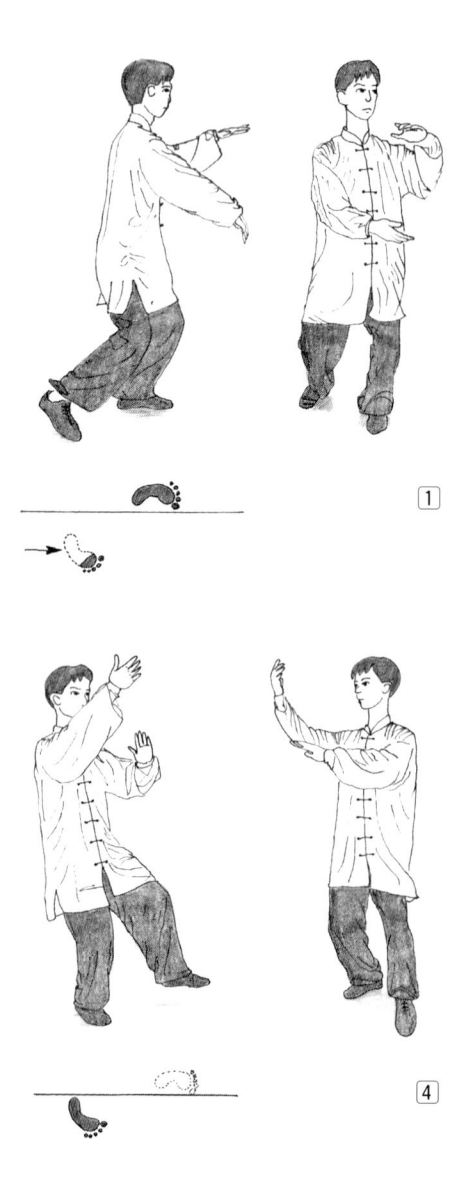

72

⑥ 腰が進行方向へ向いた
ときには，右手は右横
の前に，左手は左股関
節の横にくる。左足は
つま先のみをおろし，
左虚歩＊＊となる。視線は
　しゅいぶー
進行方向。

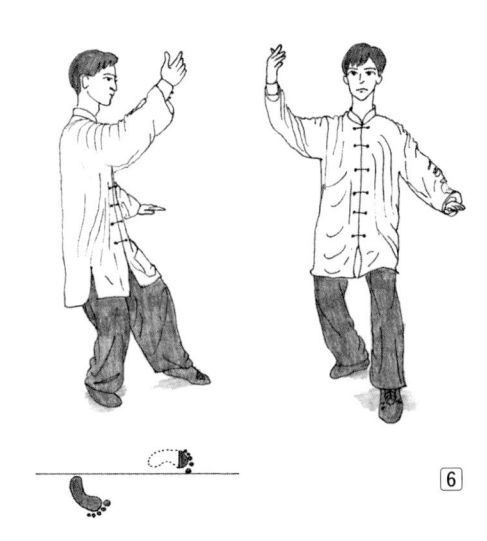

第4式 左右搂膝拗歩 （日本語読み；さゆうろうしつようほ）
　　　　　ずおようろうしーあおぶー

1. 腰を左へ回し，右手で顔の前を払う。視線は右手。
2. 腰を右へ回し，左手で顔の前を払い始める。視線は左手。
3. 左足つま先を右足のそばへ引き寄せる。左手は顔の前を払い胸の前に，右腕をあげ右手首と右肩を同じ高さにする。視線は右手。

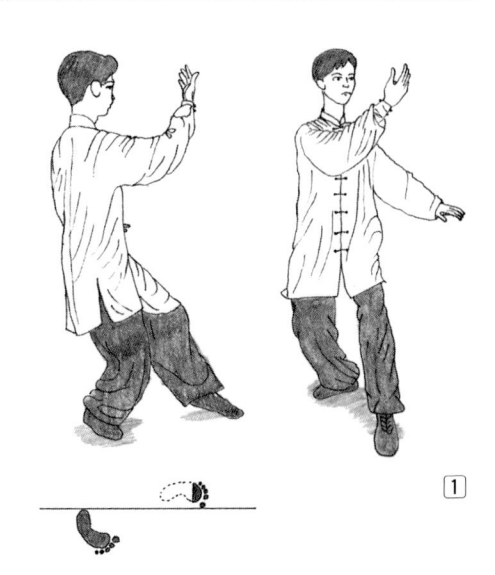

＊＊日本語読み；きょほ

4. 上半身はそのまま，腰をやや左へ回す。
5. 上半身はそのまま，左足かかとを左斜め前方に踏み出す。
6. 左足つま先をつけ，重心を左足にかけ始める。左手は下腹部の前までおろし，右手は顔の近くへと引き寄せる。
7. 右足かかとを蹴り出し，左弓歩＊となる。左手は下腹部の前を払い，左股関節の横に，右手は進行方向に打ち出し，右手首と右肩を同じ高さにする。視線は右手。
8. 上半身はそのまま，重心を右足にかけ，左足つま先をあげる。

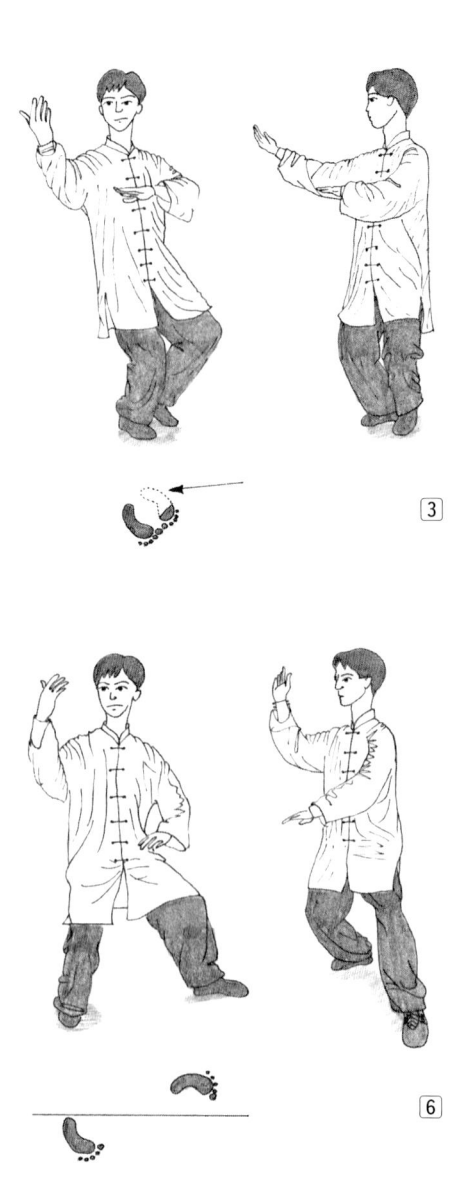

9. 上半身はそのまま，腰を左に回し，左足つま先を左斜め45度へ倒す。
10. 上半身はそのまま，重心を左足へかけていく。
11. 右足つま先を，左足のそばへ引き寄せる。右手は顔の前を払い胸の前に，左腕を上げ左手首と左肩を同じ高さにする。視線は左手。
12. 上半身はそのまま，腰をやや右へ回す。
13. 上半身はそのまま，右足かかとを，右斜め前方に踏み出す。
14. 右足つま先をつけ，重心を右足にかけ始める。右手は下腹部の前までおろし，左手は顔の近くへと引き寄せる。

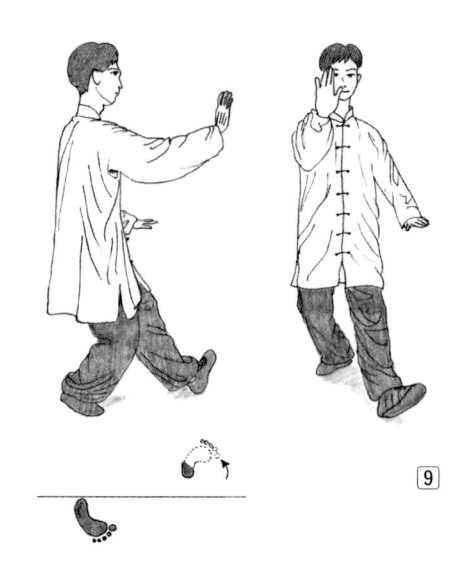

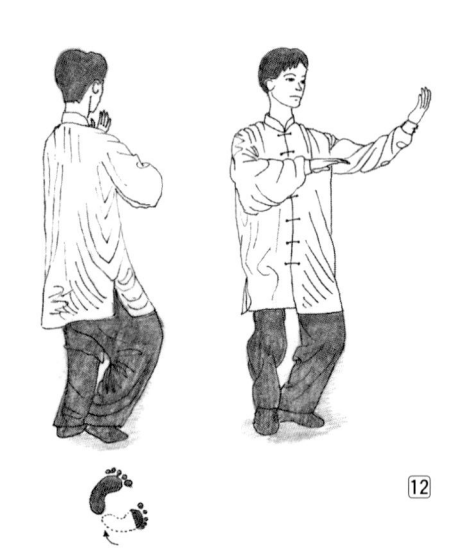

⑮ 左足かかとを蹴り出し，右弓歩＊となる。右手は下腹部の前を払い，右股関節の横に，左手は進行方向に打ち出し，左手首と左肩を同じ高さにする。視線は左手。

16. 上半身はそのまま，重心を左足にかけ，右足つま先をあげる。

17. 上半身はそのまま，腰を右に回し，右足つま先を右斜め45度へ倒す。

⑱ 上半身はそのまま，重心を右足へかけていく。

19. 左足つま先を，右足のそばへ引き寄せる。左手は顔の前を払い，胸の前に，右腕をあげて右手首と右肩を同じ高さにする。視線は右手。

20. 上半身はそのまま，腰をやや左へ回す。

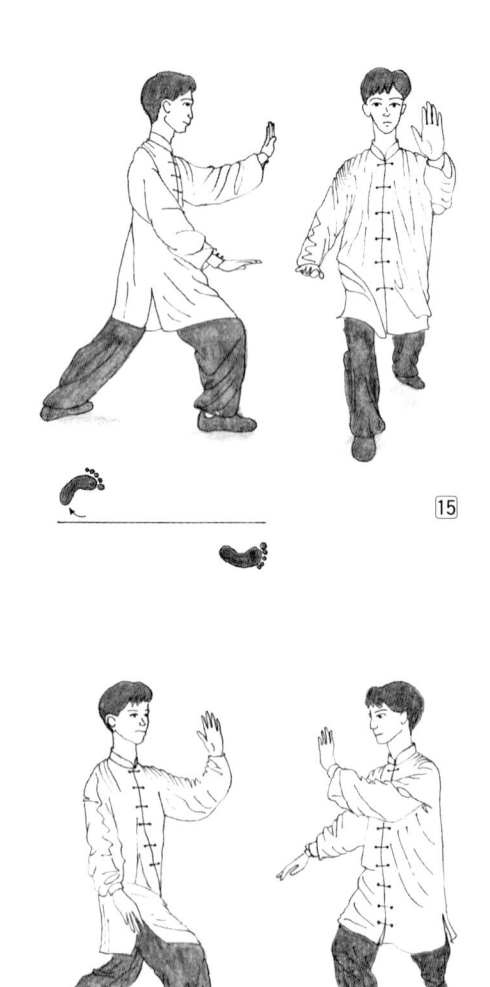

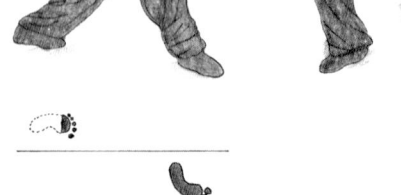

21 上半身はそのまま，左足かかとを左斜め前方に踏み出す。

22. 左足つま先をつけ，重心を左足にかけ始める。左手は下腹部の前までおろし，右手は顔の近くへと引き寄せる。

23 右足かかとを蹴り出し，左弓歩*。左手は下腹部の前を払い，左股関節の横に，右手は進行方向に打ち出し，右手首と右肩を同じ高さにする。視線は右手。

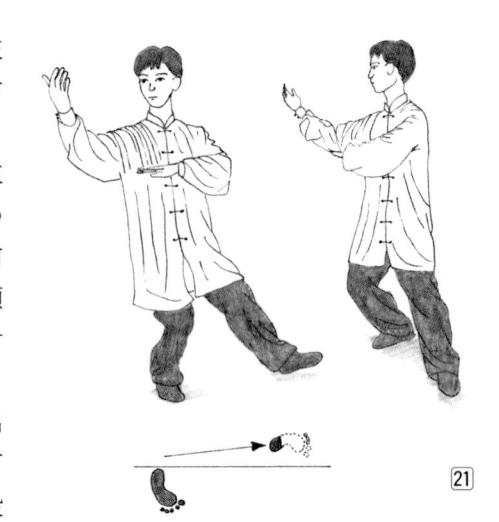

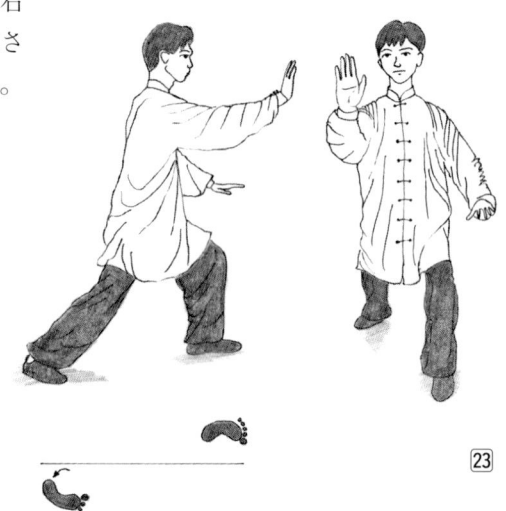

B 太極拳

第5式 手揮琵琶 （日本語読み；しゅきびわ）

1. 上半身はそのまま，右足を半歩引き寄せる。
2. 重心を右足にかけ，腰を右へ回す。右腕を胸の前に，左腕を肩の高さまであげる。視線は右手。
3. 腰をやや左へ回し始めたとき，左足を軽くあげる。
4. 左足かかとをおろし，左膝はややゆるめておく。両手掌は，内側へ向ける。左手指先は，鼻の高さにし，右手指先は左肘の高さにする。

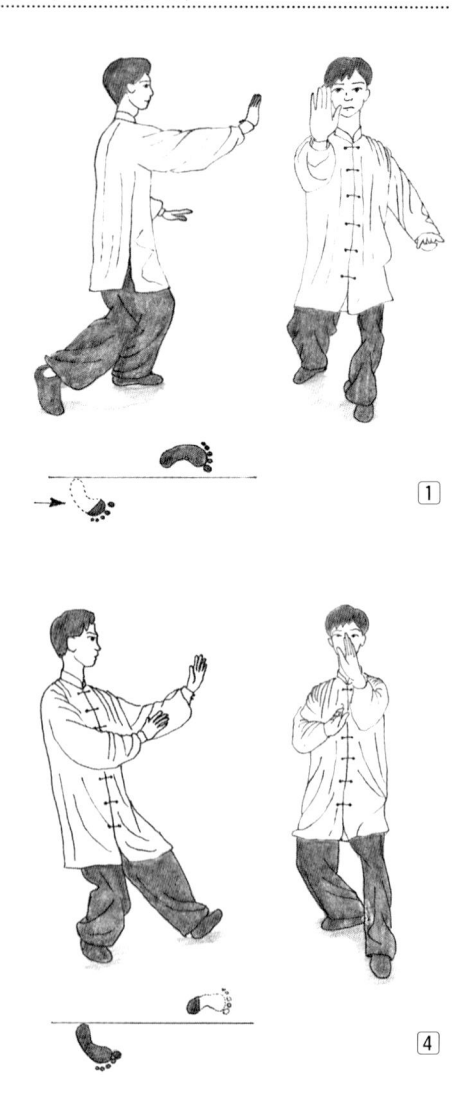

第6式 左右倒捲肱（日本語読み；さゆうとうけんこう）

1. 腰をやや右へ回し，右腕をゆるめる。
2. 下半身はそのまま，右腕をあげる。左手掌を上に向ける。両手首と両肩は同じ高さにする。視線は右手。
3. 左足を一歩後ろへ退く。左手は動かさず，右手を頬のそばまで引き寄せる。視線は左手。
4. 重心を左足にかけ始める。腰を前方に向ける。左手は腰の横へと引き始め，右手は進行方向へと打ち始める。左手と右手は少し上下する。
5. 重心を左足にかけ，右虚歩となる。腰をやや左に回す。左手は腰の横へ右手は前方へと打ち出し，右手首と右肩を同じ高さにする。視線は右手。
6. 下半身はそのまま，腰を左へ回す。左腕を後

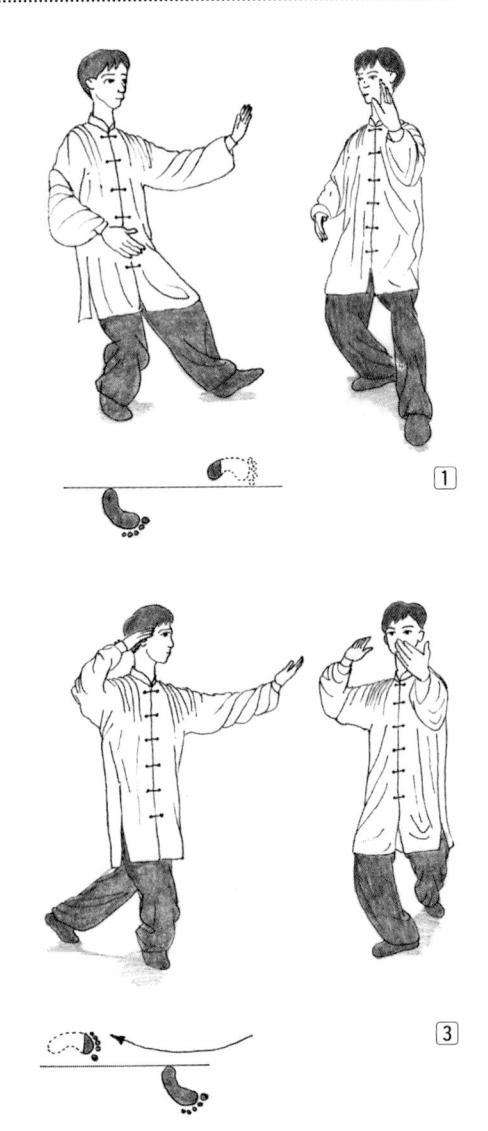

B 太極拳 79

方へ送り出す。
7. 下半身はそのまま，左腕をあげ，左手首と左肩を同じ高さにする。右手掌を上に向け，右手首と右肩も同じ高さにする。視線は左手。
8. 右足を一歩後ろへ退く。右手は動かさず，左手を頬のそばまで引き寄せる。視線は右手。
9. 重心を右足にかけ始める。腰を前方に向ける。右手は腰の横へと引き始め，左手は前方へと打ち始める。
10. 重心を右足にかけ，左虚歩(しゅいぶー)**となる。腰をやや右へ回す。右手は腰の横へ，左手は前方へと打ち出し，左手首と左肩を同じ高さにする。視線は左手。
11. 下半身はそのまま，腰を右へ回す。右腕を後方へ送り出す。
12. 下半身はそのまま，右腕をあげる。右手首と右肩を同じ高さにす

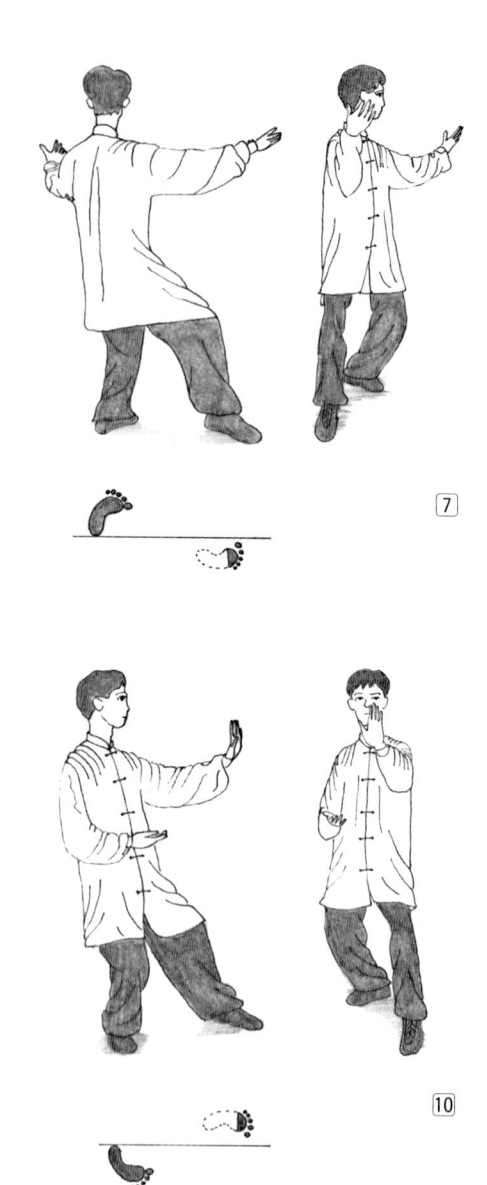

る。視線は右手。
13. 左足を一歩後ろへ退く。左手は動かさず，右手を頬のそばまで引き寄せる。視線は左手。
14. 重心を左足にかけ始める。腰を進行方向に向ける。左手は腰の横へと引き始める。右手は進行方向へと打ち始める。
15. 重心を左足にかけ，右虚歩(しゅいぶー**)となる。腰をやや左に回す。左手は腰の横へ，右手は前方へと打ち出し，右手首と右肩を同じ高さにする。視線は右手。
16. 下半身はそのまま，腰を左へ回す。左腕を後方へ送り出す。
17. 下半身はそのまま，左腕をあげる。左手首と左肩を同じ高さにする。右手掌を上に向ける。右手首と右肩も同じ高さにする。視線は左手。
18. 右足を一歩後ろへ退く。

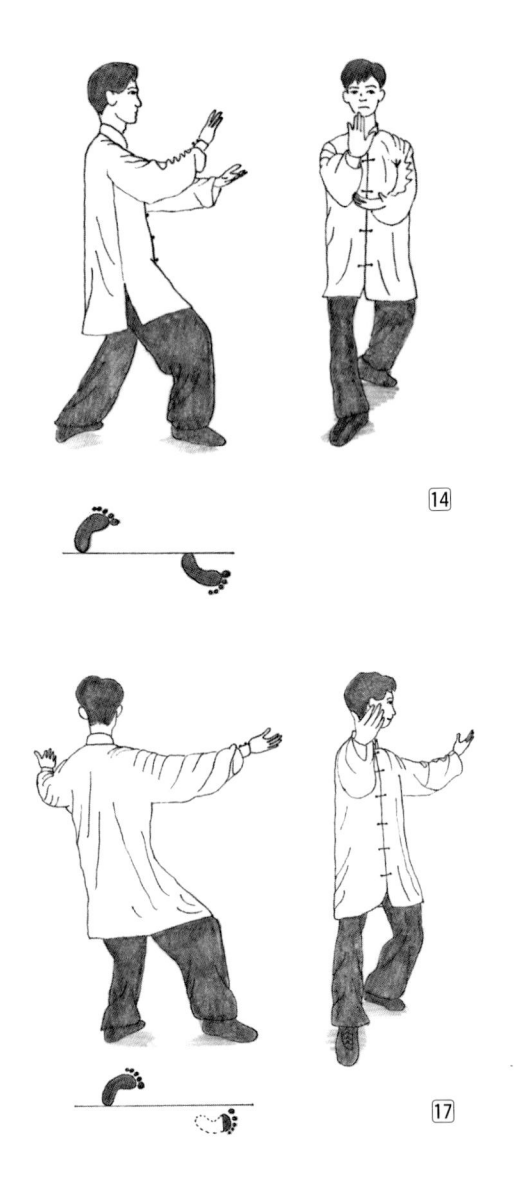

B 太極拳

右手は動かさず，左手
　　　を頬のそばまで引き寄
　　　せる。視線は右手。
19. 重心を右足にかけ始め
　　　る。腰を前方に向ける。
　　　右手は腰の横へと引き
　　　始め，左手は前方へと
　　　引き始める。
20. 重心を右足にかけ，
　　　左虚歩（しゅいぶー＊＊）となる。腰をや
　　　や右に回す。右手は腰
　　　の横へ，左手は前方へ
　　　と打ち出し，左手首と
　　　左肩を同じ高さにす
　　　る。視線は左手。

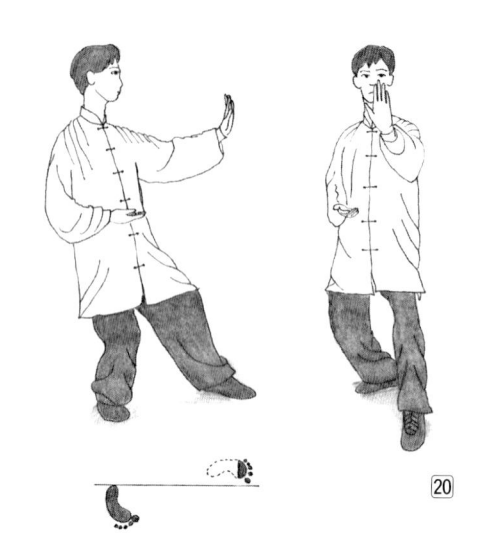

第7式　左攬雀尾（すおらんちゅえうぇい）（日本語読み；ひだりらんじゃくび）

1. 下半身および左手は前
　　　動作のまま，腰をやや
　　　右へ回し，右腕を肩の
　　　高さまであげる。視線
　　　は右手。
2. 左足つま先を右足のそ
　　　ばへ引き寄せる。右手
　　　を胸の前に，左手を下
　　　腹部の前にもってく
　　　る。視線は右手。
3. 上半身はそのまま，腰
　　　をやや左へ回す。

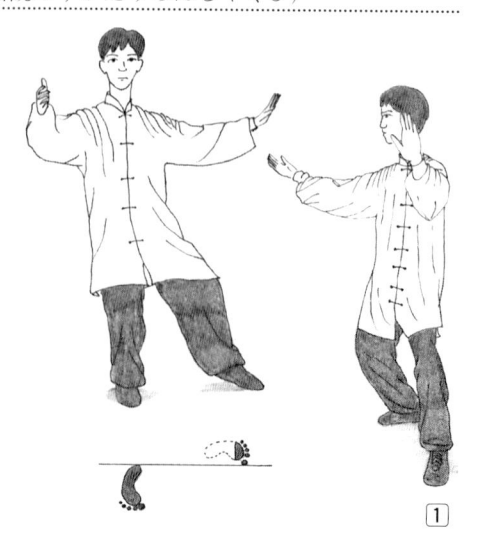

4 上半身はそのまま，左足かかとを左斜め前方に踏み出す。

5. 左足つま先をつけ，重心を左足にかけ始める。右手を下におろし始め，左手を上にあげ始める。

6 右足かかとを蹴り出し，右手を右股関節の横までおろし，左手を胸の前まであげる。視線は左手。

7. 下半身はそのまま，腰をやや左に回す。左手首と左肩は同じ高さ。右手指先は左手首の下にくる。視線は左手。

8. 重心を右足にかけながら，腰を右に回し始める。両手をゆるめ，下腹部の前までおろす。視線は左手。

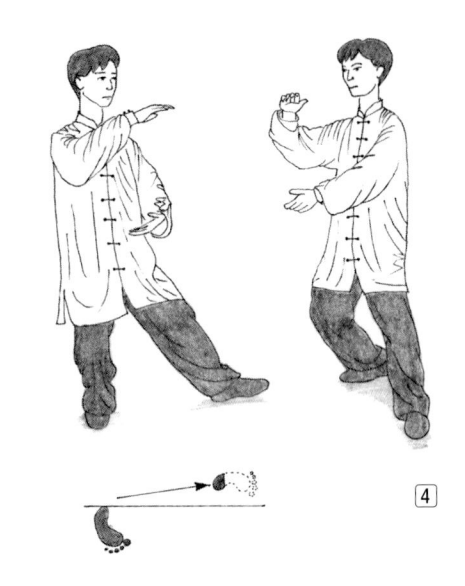

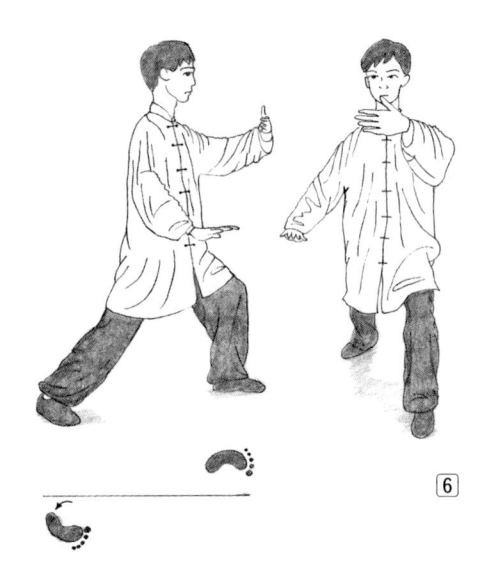

B 太極拳

9. 重心を完全に右足にかけ，腰をさらに右へ回す。右腕は肩の高さまであげ，左手は右肩の付け根の前まであげる。視線は右手。
10. 下半身はそのまま，腰を進行方向に回し始める。左手は胸の前に，右手は左手掌側の手首にあてるようにもっていく。
11. 下半身はそのまま，腰を完全に進行方向に向ける。右手掌を左手掌側の手首にあてる。
12. 重心を左足に移動させ，左弓歩ごんぶー*となる。合わせた両手掌を前に伸ばす。
13. 下半身はそのまま，両手掌を下に向ける。左手を下に，右手を上にする。
14. 下半身はそのまま，両手を左右に開く。左手と右手の幅は肩幅程度。

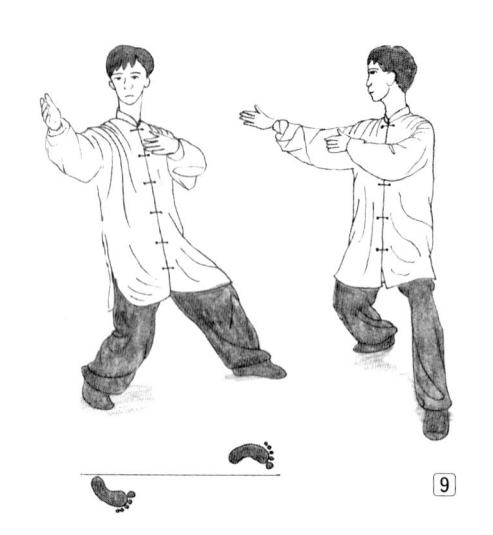

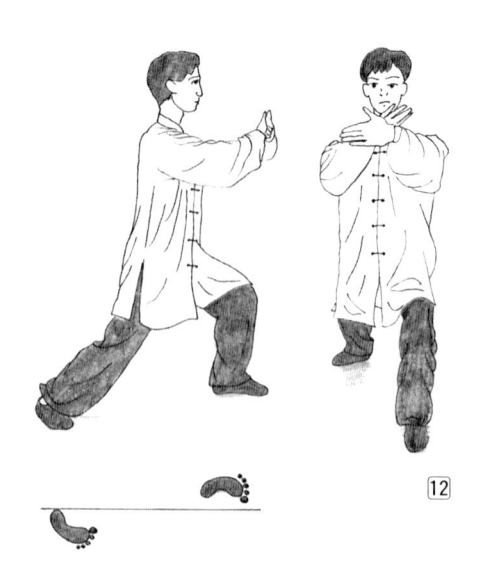

⑮ 重心を右足にかけ始める。同時に両手を下腹部の前におろしていく。

16. 重心を右足にかけ, 左足つま先をあげる。両手掌を下腹部の前までおろす。視線はやや下方。

17. 重心を左足に移動していく。同時に両腕を肩の高さにあげていく。

⑱ 重心を左足に移動させ, 左弓歩となる。両手を前に伸ばし, 両手首と両肩を同じ高さにする。視線は進行方向。

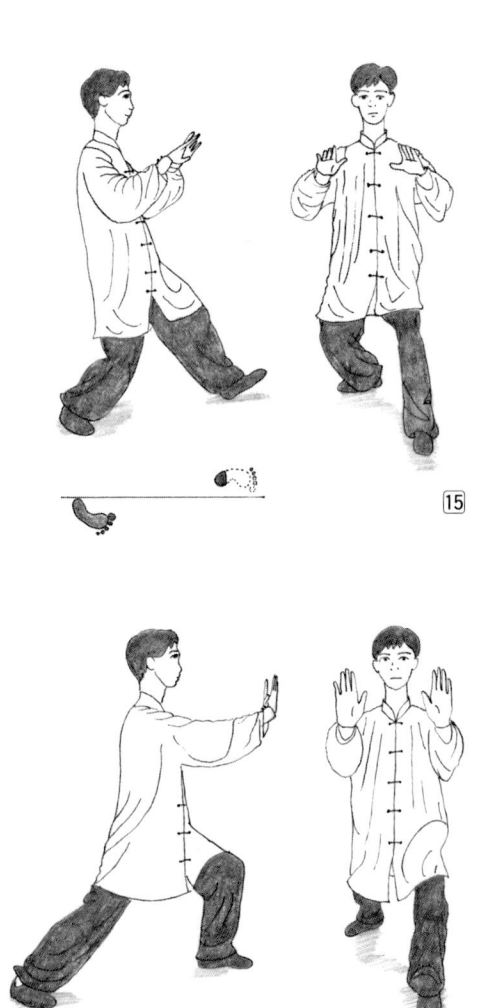

第8式 右攬雀尾 （日本語読み；みぎらんじゃくび）
ようらんちゅえうぇい

1. 上半身は前動作のまま，重心を右足にかけ，左足つま先をあげる。
2. 上半身はそのまま，腰を右に回し始める。
3. 上半身はそのまま，腰をさらに右へ回し，左足つま先をできるだけ内側へ入れる。
4. 上半身はそのまま，重心を左足にかけ，右足つま先を軸にかかとを内側へ入れる。
5. 右足を左足のそばへ引き寄せ始める。左手掌を下に向け，右手をゆるめ，下腹部の前へもっていく。

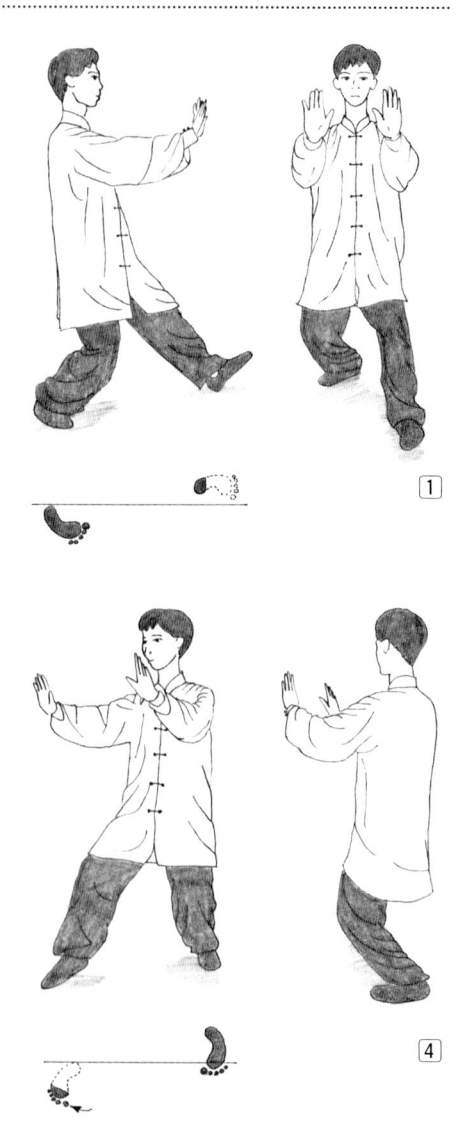

6. 左足つま先を右足のそばへ引き寄せる。右手は下腹部の前に，左手は胸の前に，左右の手掌が向き合うようにする。視線は左手。
7. 上半身はそのまま，腰をやや左へ回す。
8. 右足かかとを右斜め前方に踏み出す。
9. 右つま先をつけ，重心を右足にかけ始める。左手を下におろし始め，右手を上にあげ始める。左右の手は若干交差する。
10. 左のかかとを蹴り出し，右弓歩※となる。左手を左股関節の横までおろし，右手を胸の前まであげる。視線は右手。
11. 下半身はそのまま，腰をやや右に回す。右手首と右肩は同じ高さに，左手指先は右手首の下にくる。視線は右手。

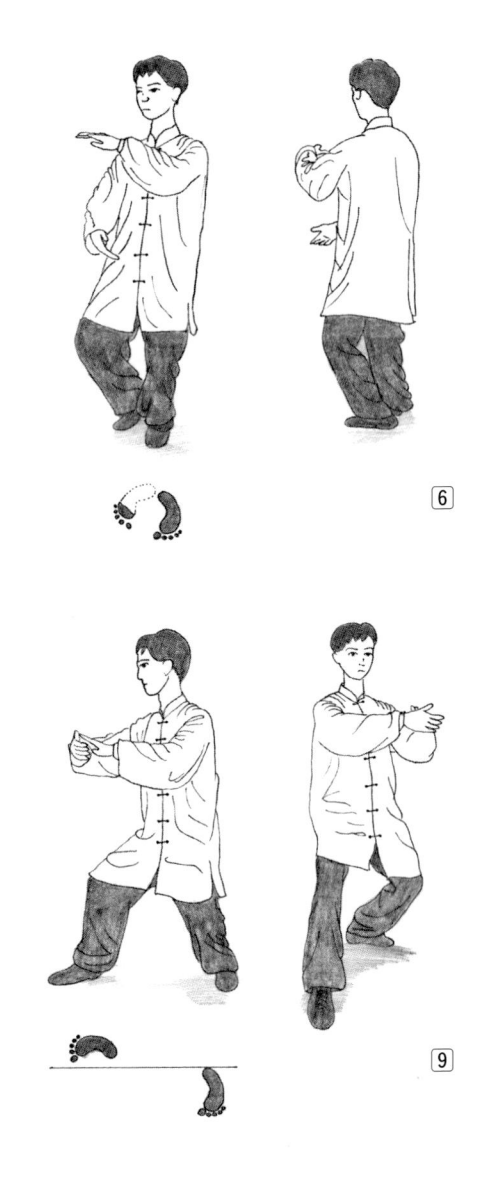

B 太極拳

12. 重心を左足にかけながら，腰を左に回し始める。両手をゆるめ，下腹部の前までおろす。視線は右手。
13. 重心を完全に左足にかけ，腰をさらに左へ回す。左腕は，肩の高さまであげ，右手は左肩の付け根の前まであげる。視線は左手。
14. 下半身はそのまま，腰を前方に回し始める。右手は胸の前に，左手は右手掌側の手首にあてるようにもっていく。
15. 下半身はそのまま，腰を完全に前方に回す。左手掌を右手掌側の手首にあてる。
16. 重心を右足に移動させ，右弓歩＊となる。合わせた両手を前へ伸ばす。視線は前方。

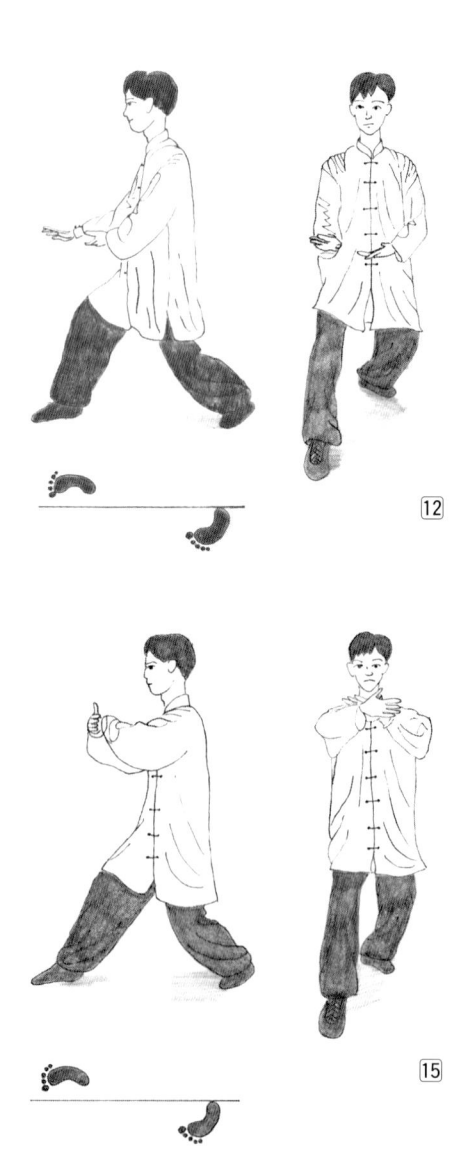

17. 下半身はそのまま，両手掌を下に向ける。右手を下に，左手を上にする。
⑱ 下半身はそのまま，両手を左右に開く。ほぼ肩幅程度。
19. 重心を左足にかけ始める。同時に両手を下腹部の前におろしていく。
20. 重心を左足にかけ，右つま先をあげる。両手掌を下腹部の前までおろす。視線はやや下。
21. 重心を左足に移動していく。同時に両腕を肩の高さにあげていく。
⑳ 重心を右足に移動させ右弓歩*(ごんぶー)となる。両手を前に伸ばし，両手首と両肩を同じ高さにする。視線は進行方向。

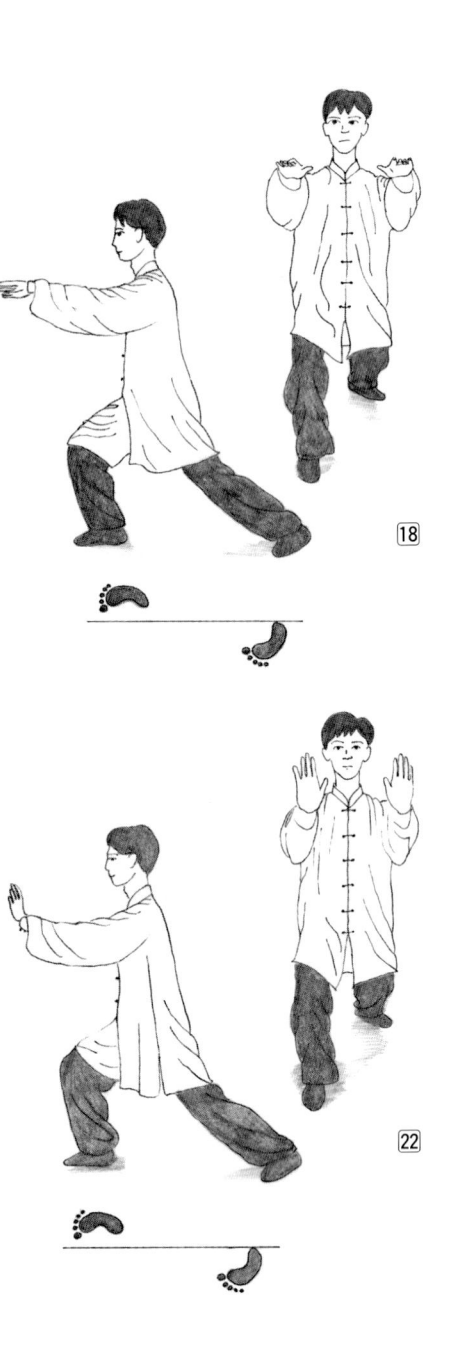

第9式　単鞭（日本語読み；たんべん）

1. 上半身は前動作のまま，重心を左足にかけ，右つま先をあげる。
2. 下半身はそのまま，右手を下腹部の前へおろす。
3. 上半身はそのまま，腰を左へ回す。かかとを軸に，右つま先をできるだけ内側へ入れる。
4. 上半身はそのまま，腰をさらに左に回す。視線は左手。
5. 下半身はそのまま左手を腰の高さまでおろし，右手を腰の高さまであげる。視線は右手。

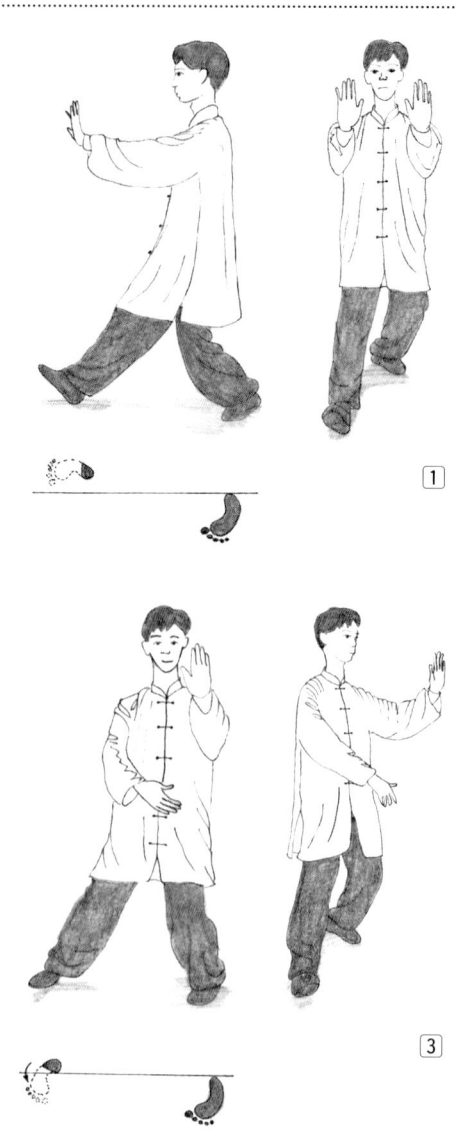

6. 腰を正面に回し，重心を右足に移動させる。左右均等体重とする。右手を胸の前に，左手を下腹部の前にもってくる。右手の真下に左手がある。視線は右手。

7. 上半身はそのまま，均等だった体重を右足に重心を移しながら，つま先を軸として，左のかかとを内側に入れる。

8. 腰をやや右へ回し，右手掌を返す。右手首と右肩を同じ高さにする。左手は右肩の付け根の前まであげる。左つま先を右足のそばへ引き寄せる。視線は右手。

9. 右手を摘みあげる。右手首と右肩は同じ高さ。

10. 腰をやや左へ回す。左手掌を返し始める。

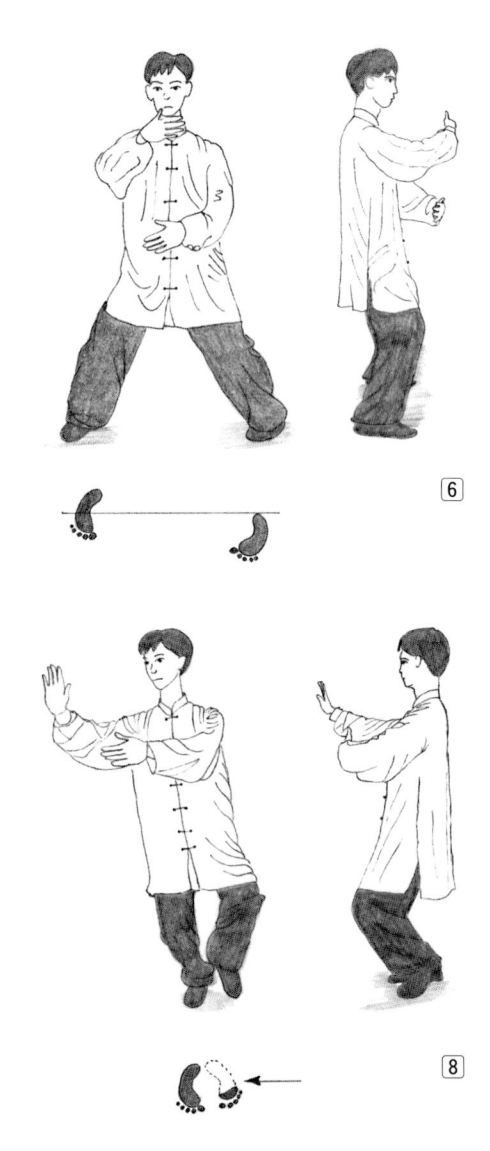

B 太極拳

11. 左のかかとを左斜め前方に踏み出す。
12. 右のかかとを蹴り出し，左弓歩＊となり，左手掌を返し終える。左手首と左肩は同じ高さにする。右手首と右肩も同じ高さ。視線は左手。

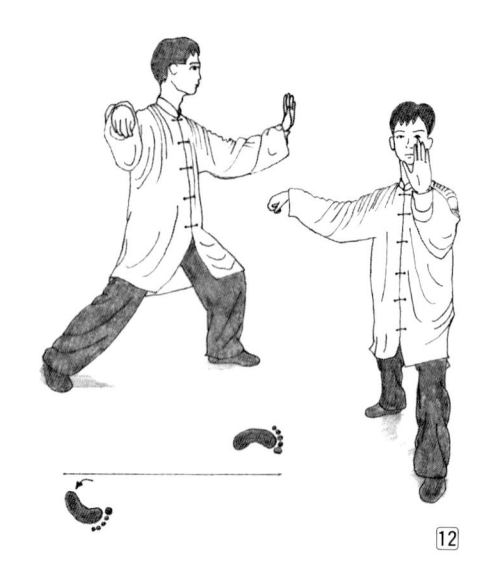

第10式 雲手（日本語読み；うんしゅ）

1. 上半身は前動作のまま，重心を右足にかけ，左つま先をあげる。
2. 下半身はそのまま，左手を下腹部の前におろす。

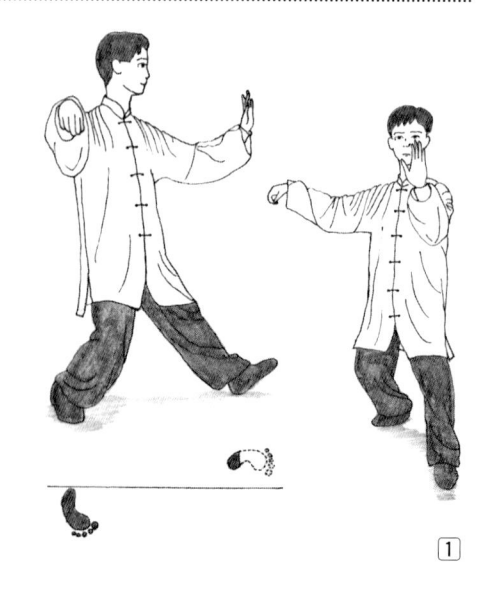

3 上半身はそのまま，腰を右へ回す。左つま先をできるだけ内側へ入れる。視線は右手。

4. 勾手を掌に変える。視線は右手。

5. 下半身はそのまま，右手を腰の高さまでおろし，左手を肩の高さまであげる。視線は左手。

6 腰を正面に回し，重心を左足に移動させる。左右均等体重。左手を胸の前に，右手を下腹部の前にもってくる。左手の真下に右手がある。視線は左手。

7. 腰を左に回しながら重心を左足にかけ，左手掌を返し始める。右手は下腹部前のまま。

8. 左手掌を返し終える。左手首と左肩は同じ高さ。右手はそのまま。右足を左足のそばに引き寄せる。最終的には拳(こぶし)1つ分空けておく。

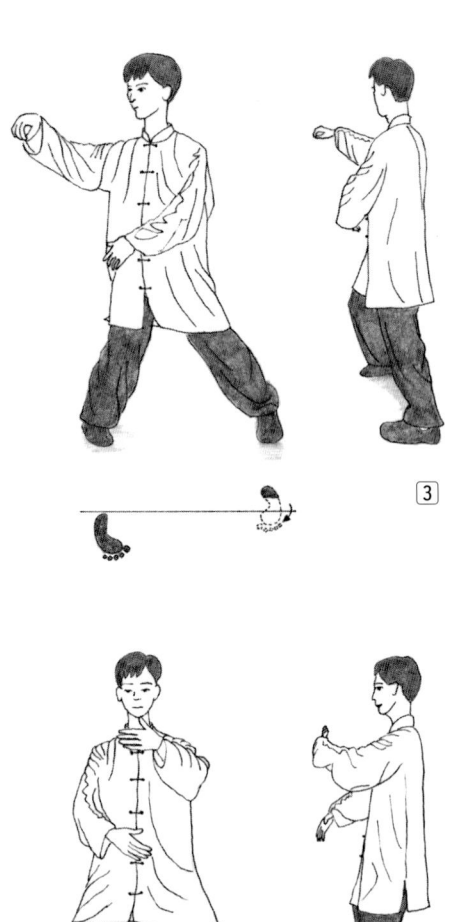

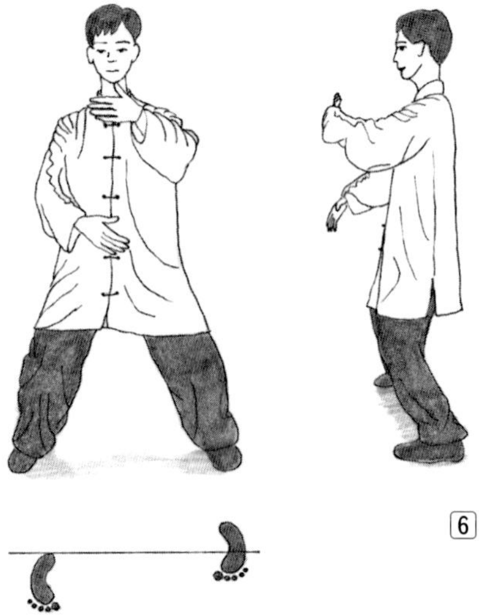

9. 下半身はそのまま，左手を腰の高さまでおろし，右手を肩の高さまであげる。視線は右手。
10. 下半身はそのまま，腰を正面に回す。右手を胸の前に，左手を下腹部の前にもってくる。視線は右手。
11. 下半身はそのまま，腰を右へ回し，右手掌を返し始める。
12. 右手掌を返し終える。右手首と右肩は同じ高さ。左手は下腹部の前のまま。左足を真横に伸ばし，つま先のみをおろす。視線は右手。
13. 下半身は右のかかとをおろす。右手を腰の高さまでおろし，左手を肩の高さまであげる。視線は左手。

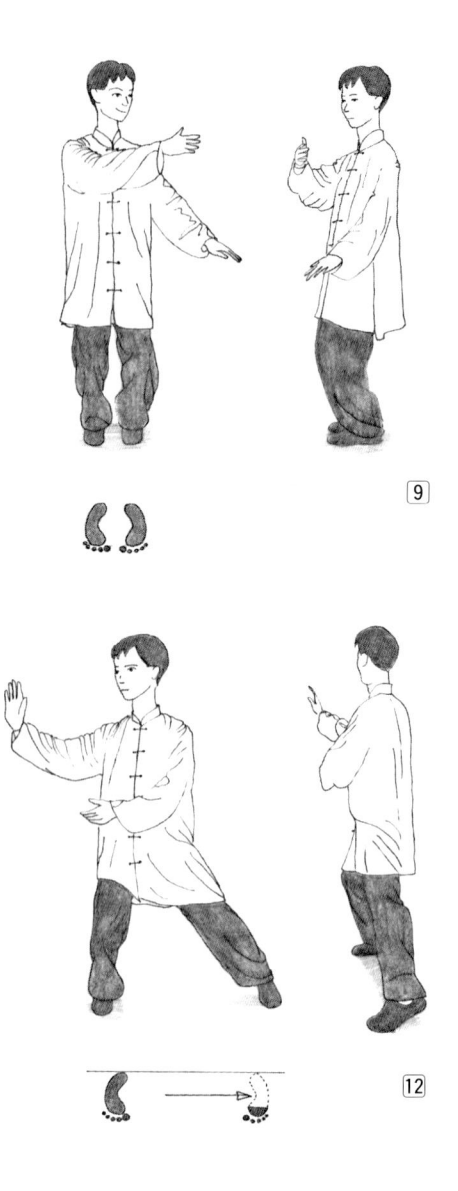

14. 腰を正面に回し，重心を左足に移動。左右均等体重に。左手を胸の前に，右手を下腹部の前にもってくる。視線は左手。
15. 腰を左に回しながら，重心を左足にかけ，左手掌を返し始める。右手は下腹部前のまま。
16. 左手掌を返し終える。左手首と左肩は同じ高さ。右手はそのまま。右足を左足のそばへ引き寄せる。左右の足幅は拳1つ分。
17. 下半身はそのまま，左手掌を腰の高さまでおろし，右手を肩の高さまであげる。視線は右手。
18. 下半身はそのまま，腰を正面に回す。右手を胸の前に，左手を下腹部の前にもってくる。視線は右手。
19. 下半身はそのまま，腰を右へ回し，右手掌を返し始める。

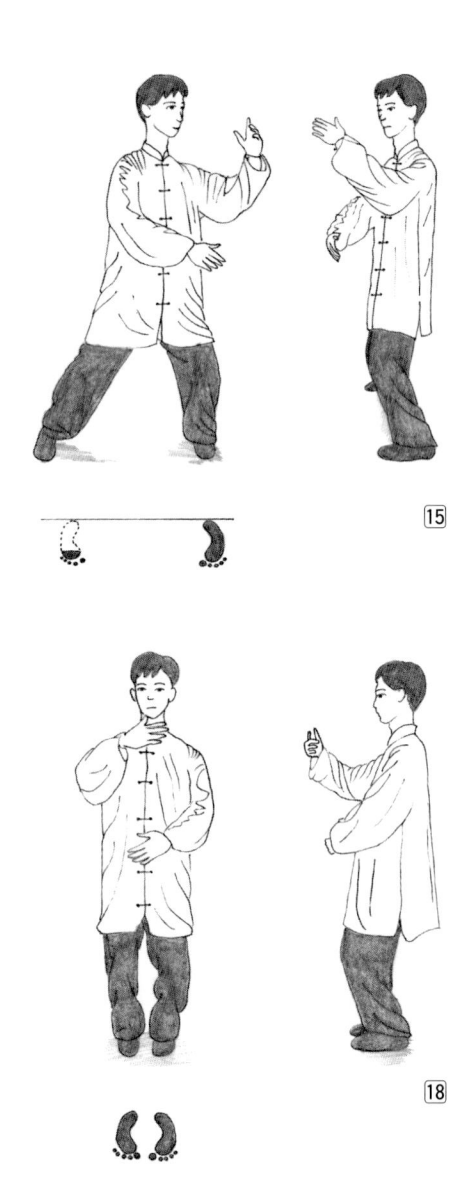

B 太極拳

20. 腰を右へ回し，右手掌を返す。右手首と右肩は同じ高さ。左手は下腹部前のまま。左足を真横に伸ばし，つま先のみをおろす。視線は右手。

21. 右のかかとをおろす。右手を腰の高さまでおろし，左手を肩の高さまであげる。視線は左手。

22. 腰を正面に回し，重心を左足に移動。左右均等体重に。左手を胸の前に，右手は下腹部の前にもってくる。視線は左手。

23. 腰を左に回しながら重心を左足にかけ，左手掌を返し始める。右手は下腹部前のまま。

24. 左手掌を返し終える。左手首と左肩は同じ高さ。右手はそのまま。右足を左足のそばに引き寄せる。左右の足は拳1つ分空ける。

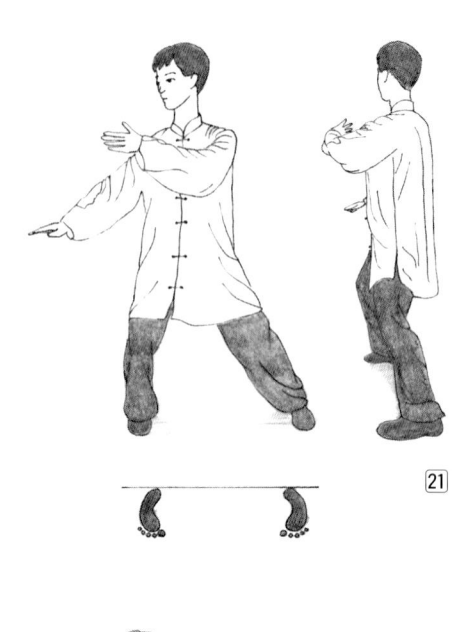

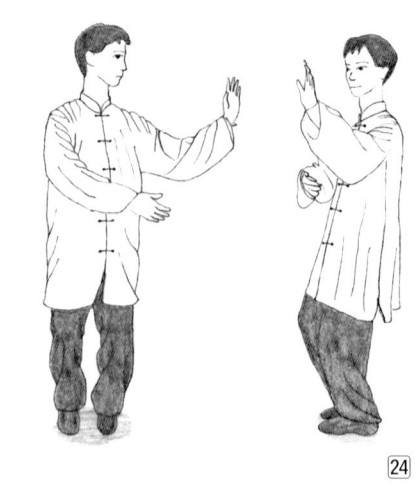

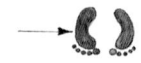

第11式　単鞭（日本語読み；たんべん）

1. 下半身は前動作。左手を腰の高さまでおろし，右手を肩の高さまであげる。視線は右手。
2. 下半身はそのまま。右手を胸の前に，左手を下腹部の前にもってくる。右手の真下に左手がある。視線は右手。
3. 下半身はそのまま。腰をやや右へ回し，右手掌を返す。右手首と右肩を同じ高さにする。左手は下腹部前のまま。視線は右手。
4. 右手を勾手にする。左手は右肩の付け根の前まであげる。左足かかとをあげる。
5. 腰をやや左へ回す。左手掌を返し始める。
6. 左足かかとを左斜め前方に踏み出す。

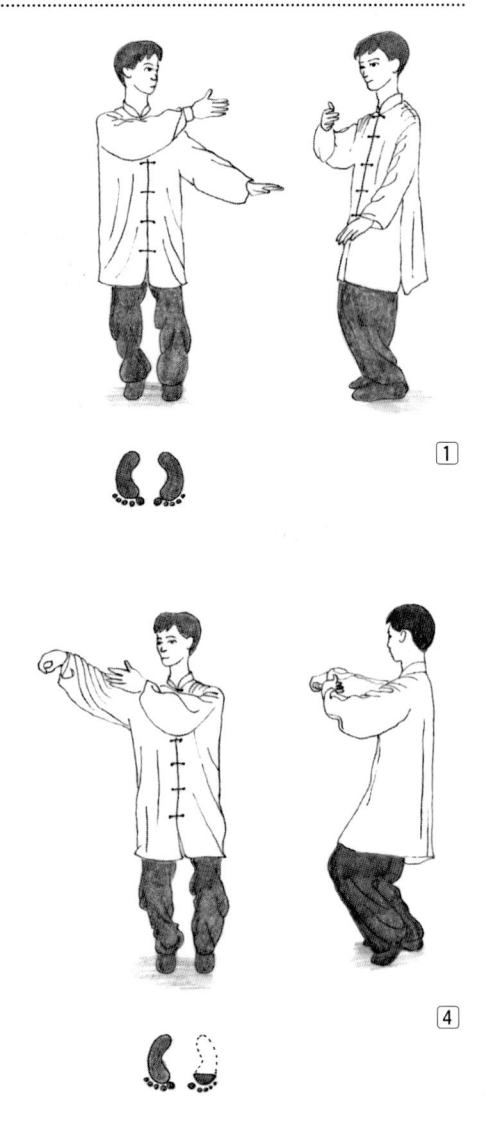

B　太極拳

7 右足かかとを蹴り出し, 左弓歩*となり, 左手掌を返し終える。左手首と左肩は同じ高さ。右手首と右肩も同じ高さ。視線は左手。

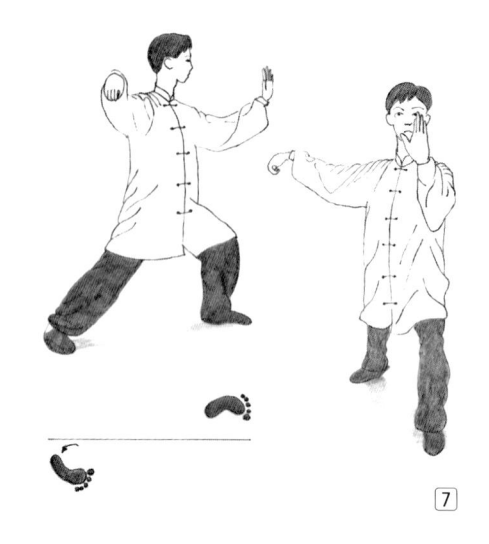

第12式 高探馬（がおたんまー）（日本語読み；こうたんま）

1 上半身は前動作のまま, 右つま先を半歩引き寄せる。
2. 重心を右足にかけ, 両手掌を上に向ける。視線は右手。

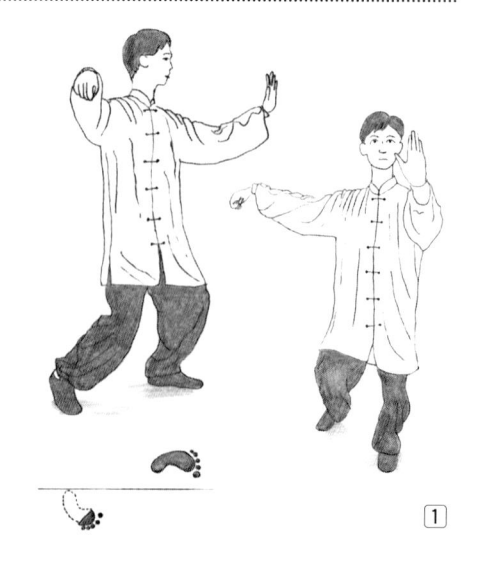

3. 下半身はそのまま，右手を頬のそばまで引き寄せる。
4. 上半身はそのまま，左足を軽くあげる。
5. 上半身，下半身共に動かさず，右手を前方に伸ばし始める。
6. 腰を前方に回し，左つま先のみをおろして左虚歩となる。
　しゅいぶー**
7. 左手を下腹部の前まで引き，右手を前に伸ばす。
8. 右手首と右肩を同じ高さにする。視線は右手。

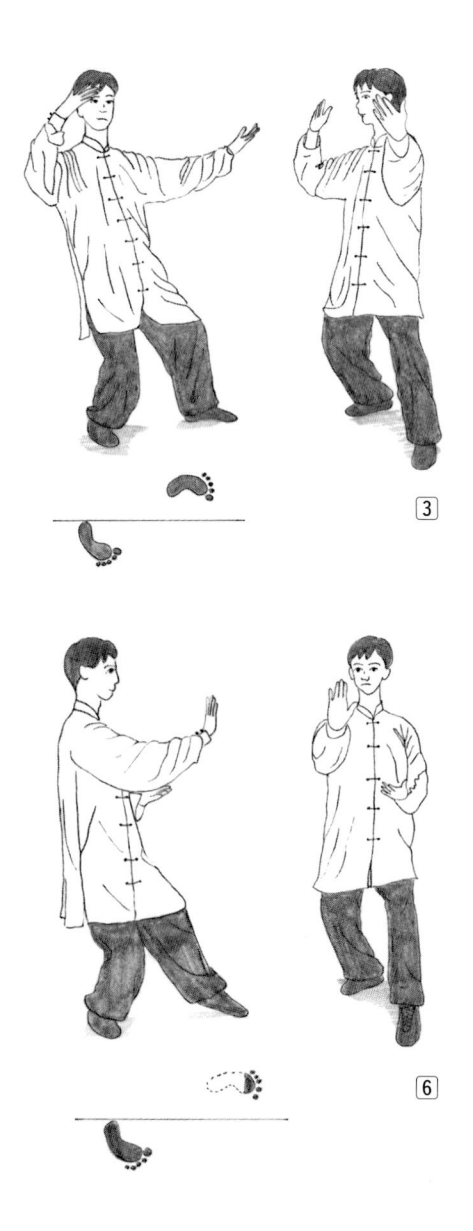

B 太極拳

第13式 右蹬脚（日本語読み；みぎとうきゃく）

1. 腰を右へ回し，左手を右手の上に重ねる。手首と手首を合わせておく。左手掌は内側に右手掌は外側に向ける。左つま先を右足のそばに引き寄せる。視線は左手。
2. 上半身はそのまま，腰を正面に回す。
3. 上半身はそのまま，腰を左へ回し，左のかかとを左斜め前方に踏み出す。
4. 左つま先をつけ，重心を左足に移動させながら，両手を左右に開き始める。
5. 右のかかとを蹴り出し左弓歩＊となる。両腕を左右に開き，両手首と両肩を同じ高さにする。視線は右手。

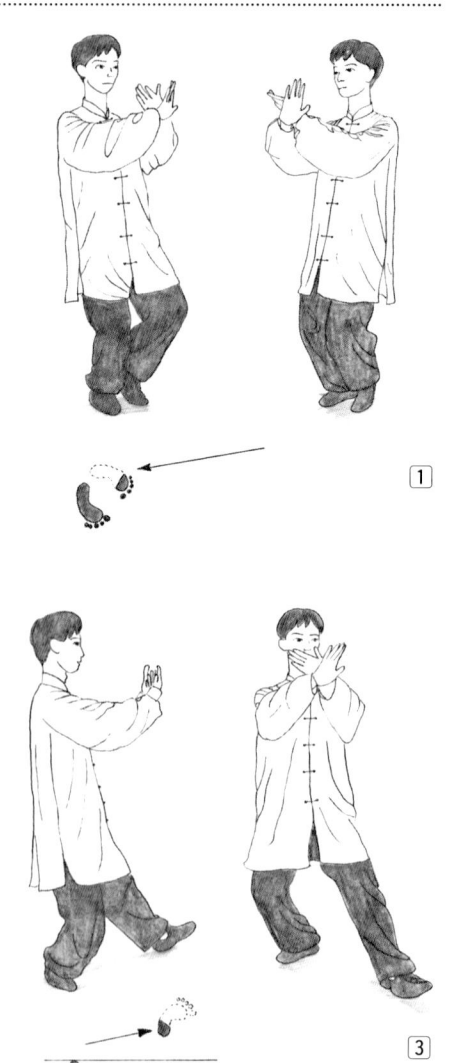

6 両腕をゆるめ，右足を左足のそばへ引き寄せていく。

7. 右つま先を左足のそばに引き寄せる。両手を下腹部の前へおろし，交差させる。

8. 交差させている両手を胸の前へあげていく。同時に右足も引きあげていく。

9. 交差している両手を胸の前までもってくる。左膝を伸ばし右足を引きあげる。視線は右斜め前方。

10 両腕を左右に開き，両手首と両肩を同じ高さにする。右のかかとを右斜め前方に蹴り出す。視線は右手。

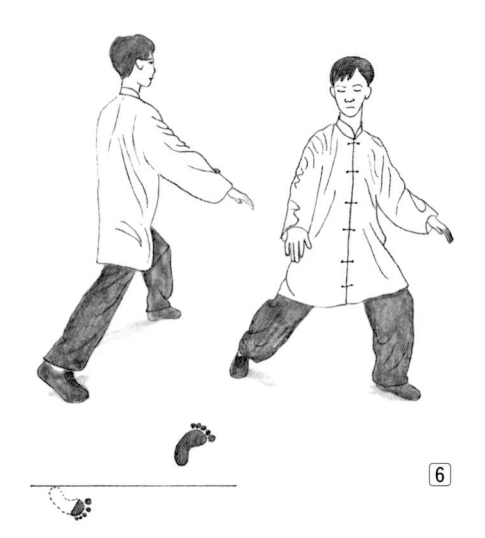

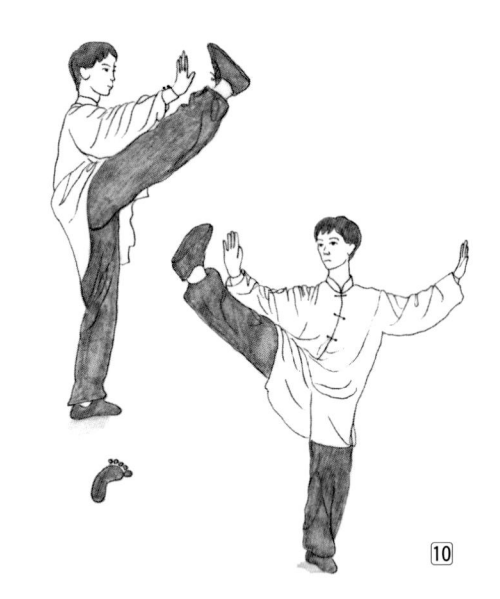

第14式 双峰貫耳 _{しゅあんふぉんぐぁんあーる}（日本語読み；そうほうかんじ）

1. 両手掌を顔の前にもってくる。下半身は右膝をゆるめ，第13式9の形に戻す。
2. 上半身はそのまま，左膝をゆるめる。
3. 両手を右足大腿横までおろす。
4. さらに左膝をゆるめ右足かかとを右斜め前方に踏み出す。両手を左右に開き始める。
5. 右つま先を地面につけ，重心を右足に移動させながら，引き続き両手を左右に開いていく。

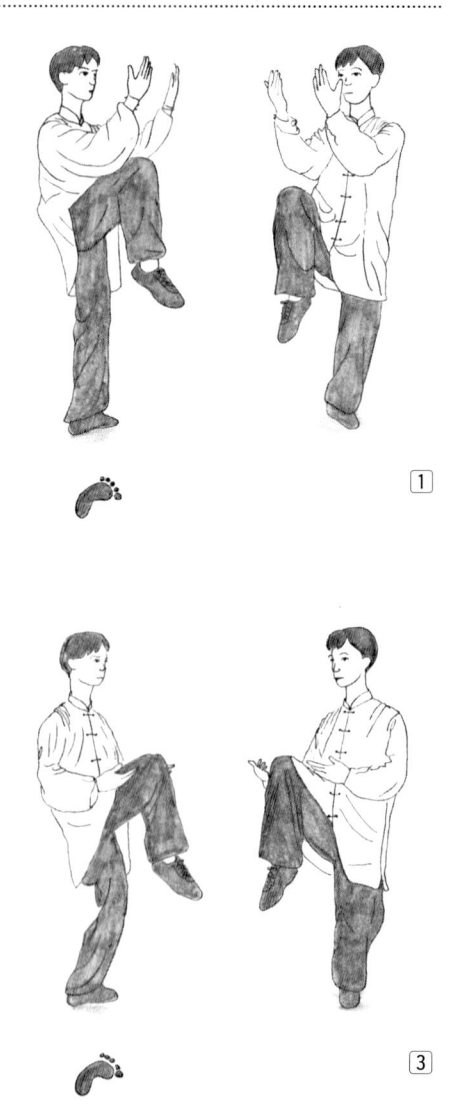

6 左のかかとを蹴り出し，右弓歩*となる。両手を握り拳へ変える。両拳はこめかみの高さ。視線は右拳。

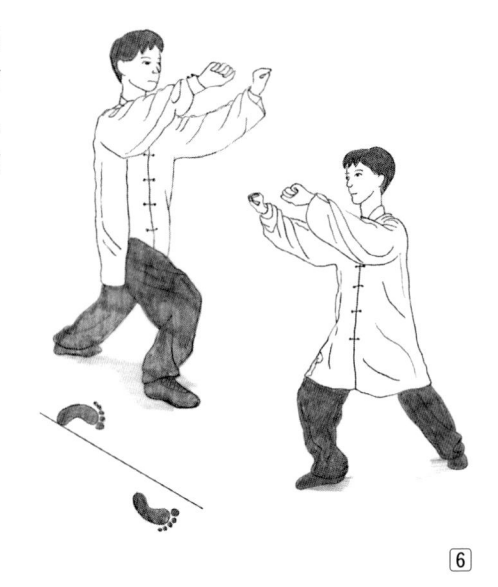

6

第15式 転身左蹬脚 （日本語読み；てんしんひだりとうきゃく）

1. 上半身は前動作のまま，重心を左足にかけ，右つま先をあげる。
2. 下半身はそのまま，拳を開く。
3. 上半身はそのまま，腰を左に回し，右足つま先を内側に入れる。

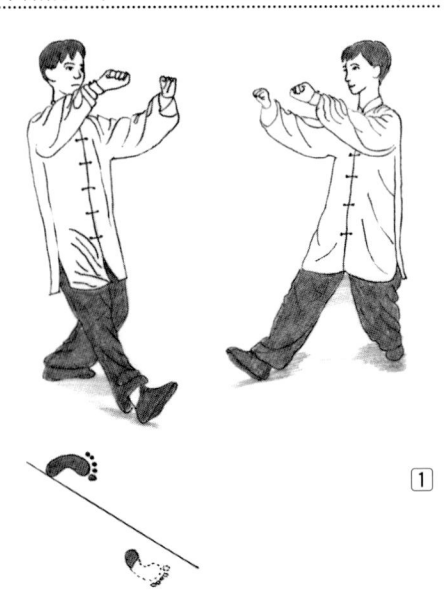

1

B 太極拳 103

4. 上半身はそのまま，重心を右足にかけ，左つま先を軸にかかとを内側に入れる。視線は前方。
5. 左つま先を右足のそばへ引き寄せる。両手を下腹部の前へおろし交差させる。右手が上。視線は前方。
6. 交差している両手を胸の前までもってくる。右膝を伸ばし，左足を引き上げる。視線は左斜め前方。
7. 両腕を左右に開き，両手首と両肩を同じ高さにする。左のかかとを左斜め前方に蹴り出す。視線は左手。

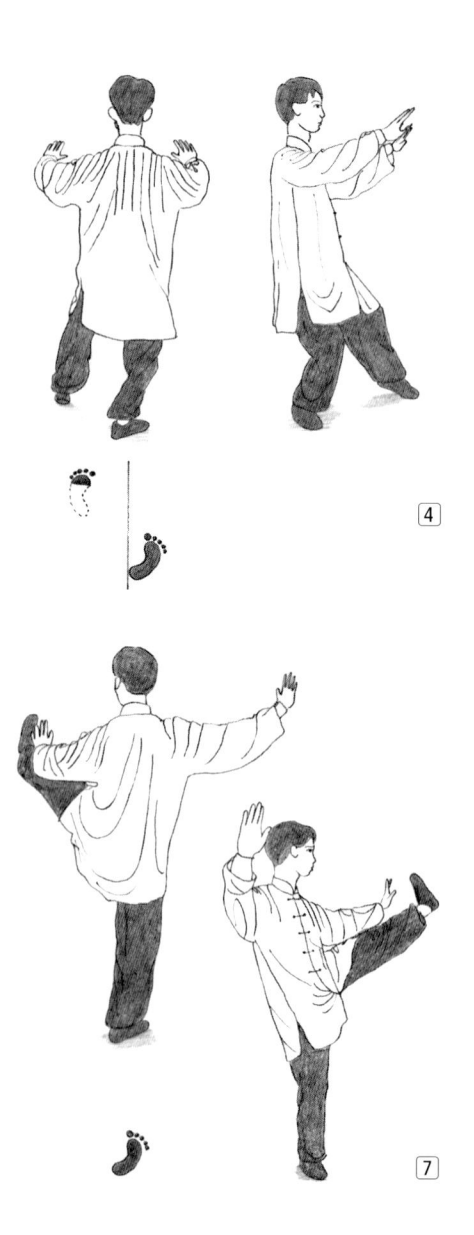

第16式 左下勢独立（日本語読み；ひだりかせいどくりつ）

1. 右膝をゆるめ，左つま先を右足そばに引き寄せる。右手は勾手。右肩よりやや高い位置に，左手は右肩付け根の前にもってくる。視線は右手。
2. 上半身はそのまま，右膝をさらに曲げ，腰を落とす。
3. 上半身はそのまま，左足を後ろへ伸ばす。
4. 次いでかかとをつける。
5. 腰を左に回しながら，重心を右足にかけ低い姿勢となる。左手は右肩の付け根の前から左足の内側へもってくる。視線は左手。

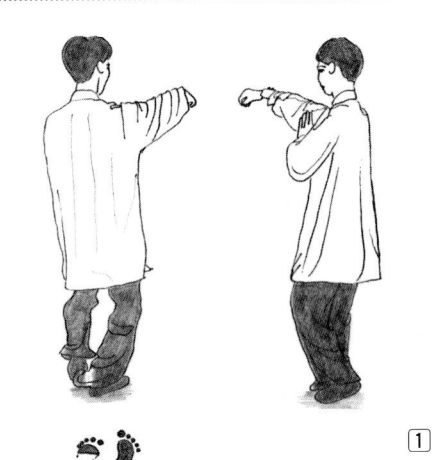

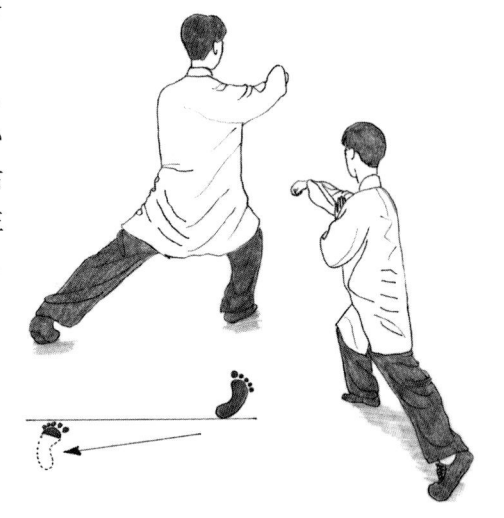

B　太極拳

6 左手を前方に伸ばし，左つま先の前を通過するとき，左つま先を正面に向け，重心を左足にかけ始める。

7. 重心を左足に移動させる。左手指先を鼻の高さまであげる。視線は左手。

8. 右手をひるがえす。摘みあげている指先は上に向く。同時に右つま先を，かかとを軸にして内側に入れる。

9 上半身はそのまま，左つま先をやや外側に向ける。

10. 左手を下におろし始め，右手，右足をあげ始める。重心は左足。

11. 左手を下におろし続け，右手，右足をあげる。

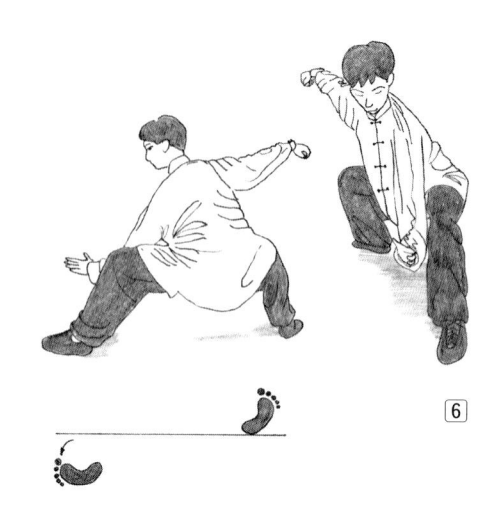

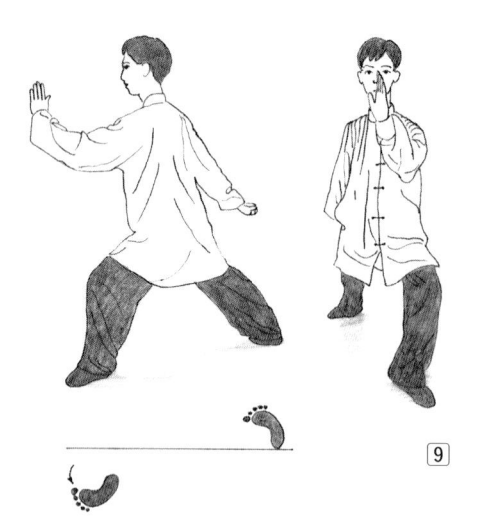

12 右手指先は鼻の高さまであげ，左手は左股関節の横までおろす。右膝は腰の高さ以上に引きあげる。視線は右手。

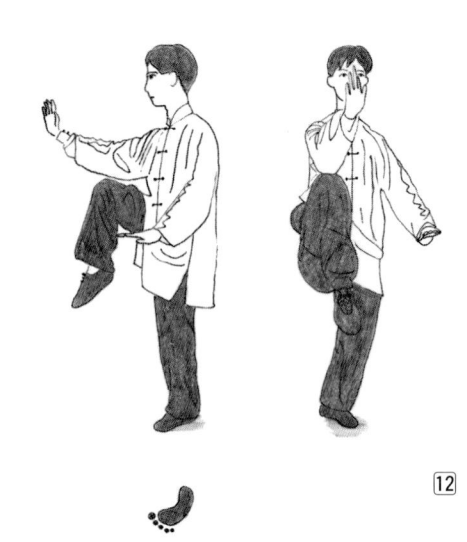

第17式 **右下勢独立** （日本語読み；みぎかせいどくりつ）

1. 上半身は前動作のまま，右つま先をおろす。
2. 上半身はそのまま，左のかかとをあげ，両足ともつま先立ちとなったら，つま先を軸に左へ回る。
3. 上半身はそのまま，両足つま先を軸に，体を正面よりやや左に向ける。

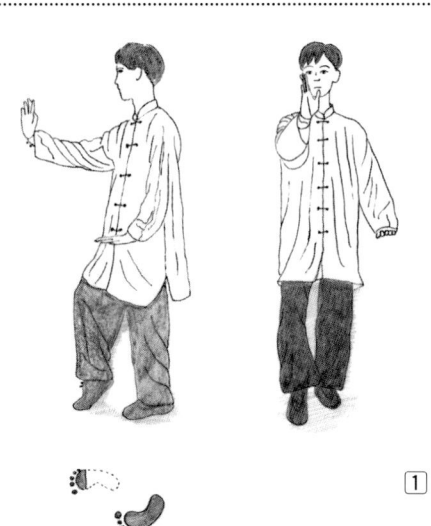

B 太極拳 107

4 左足かかとをおろし，右手を左肩の付け根に，左手は勾手，左肩よりやや高い位置にする。視線は左手。
5. 上半身はそのまま，左膝をさらに曲げ，腰を落とす。
6. 上半身はそのまま，右足を後ろへ伸ばす。まず，つま先から着地し，
7 次いでかかとをつける。

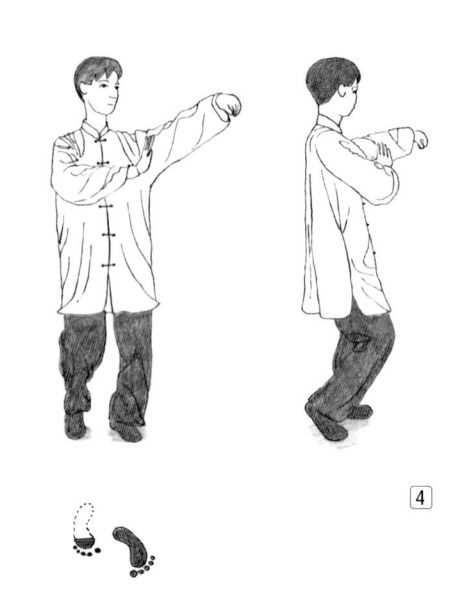

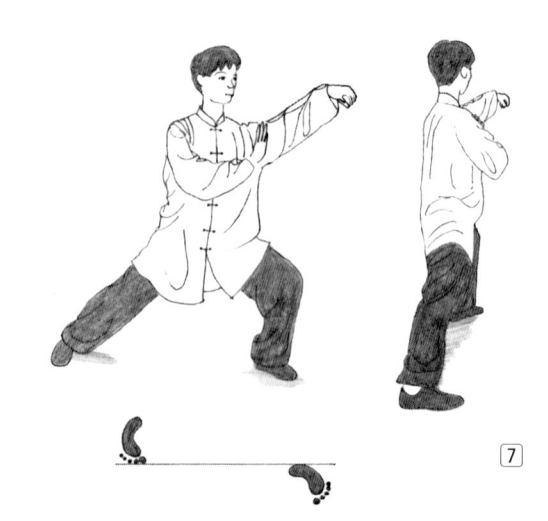

4

7

8. 上半身をそのまま，重心を左足にかけ腰を落とし，低い姿勢となる。
9. 下半身はそのまま，右手を右足の内側にもってくる。視線は右手。
10. 右手を前方に伸ばしていく。
11. 右手が右つま先の前を通過するとき，右つま先を前方に向け，重心を右足にかけ始める。
12. 重心を右足に移動させる。右手指先を鼻の高さまであげる。視線は右手。

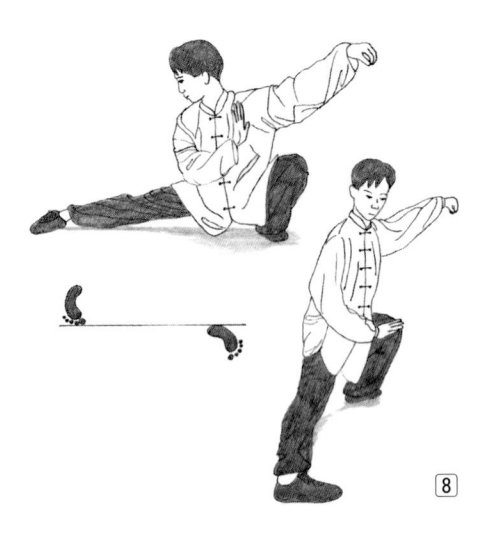

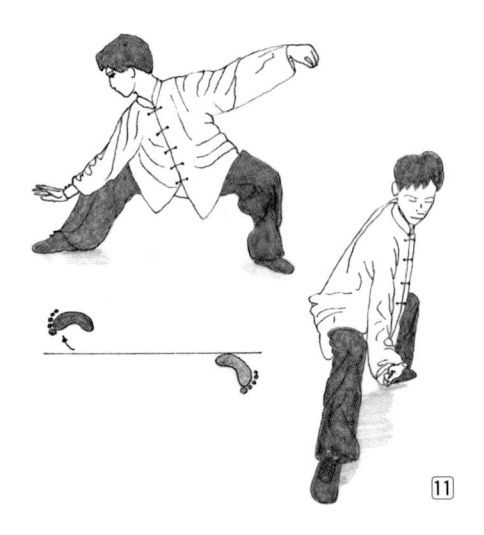

B 太極拳

13. 左手をひるがえす。摘みあげている指先は上に向く。同時に左つま先をかかとを軸にして，内側に入れる。
14. 上半身はそのまま，右つま先をやや外側に向ける。
15. 右手を下におろし始め，左手，左足をあげ始める。重心は右足。
16. 右手を下におろし続け，左手，左足をあげる。
17. 左手指先は，鼻の高さまであげ，右手は右股関節の横までおろす。左膝は腰の高さ以上に引きあげる。視線は左手。

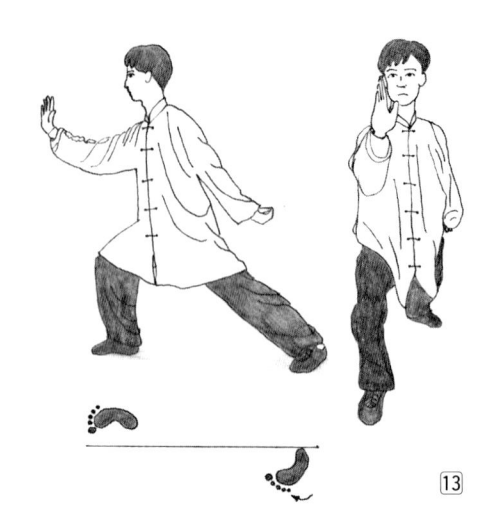

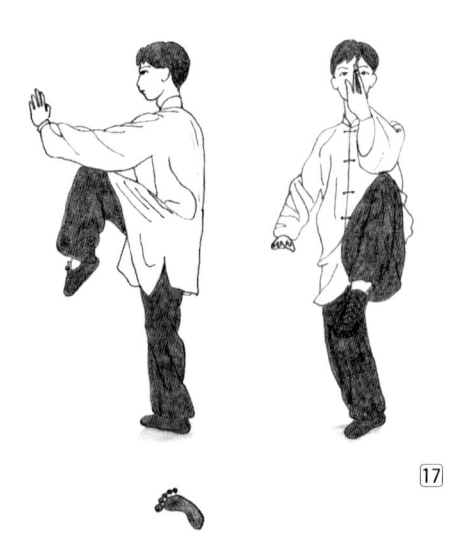

第18式 左右穿梭（日本語読み；さゆうせんさ）

1. 腰をやや左に回す。
2. 右膝をややゆるめ，左のかかとを斜め前方におろす。
3. 重心を左足にかけ，右つま先を左足のそばに引き寄せる。左手を胸の前に，右手を下腹部の前にもってくる。左右手掌は向かい合わせておく。視線は左手。
4. 上半身はそのまま，腰をやや右へ回す。
5. 右のかかとを右斜め前方に踏み出し，右手を額の高さまであげる。左手は少し低くする。視線は右手。

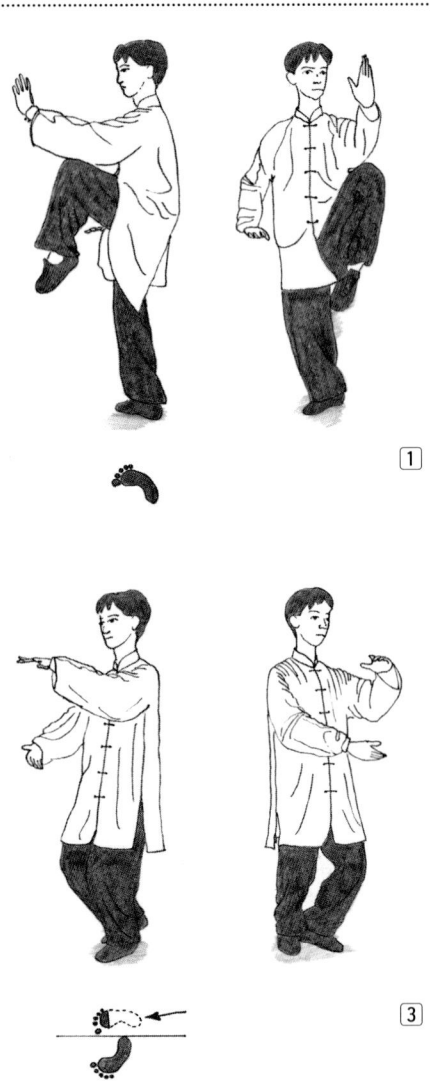

B 太極拳　111

6 上半身はそのまま，右つま先をつけ，重心を右足にかけ始める。

7. 左のかかとを蹴り出し，右弓歩＊となる。右手掌は返し，右額よりやや高い位置に，左手は前方に打ち出し，左手首と左肩を同じ高さにする。視線は左手。

8. 上半身はそのまま，重心を左足にかけ，右つま先をあげる。

9 上半身はそのまま，右つま先を1cmほど内側へ入れる。

10. 重心を右足にかけ，左つま先を右足のそばへ引き寄せる。右手を胸の前に，左手を下腹部の前にもってくる。両手掌は向かい合わせておく。視線は右手。

11. 上半身はそのまま，腰をやや左へ回す。

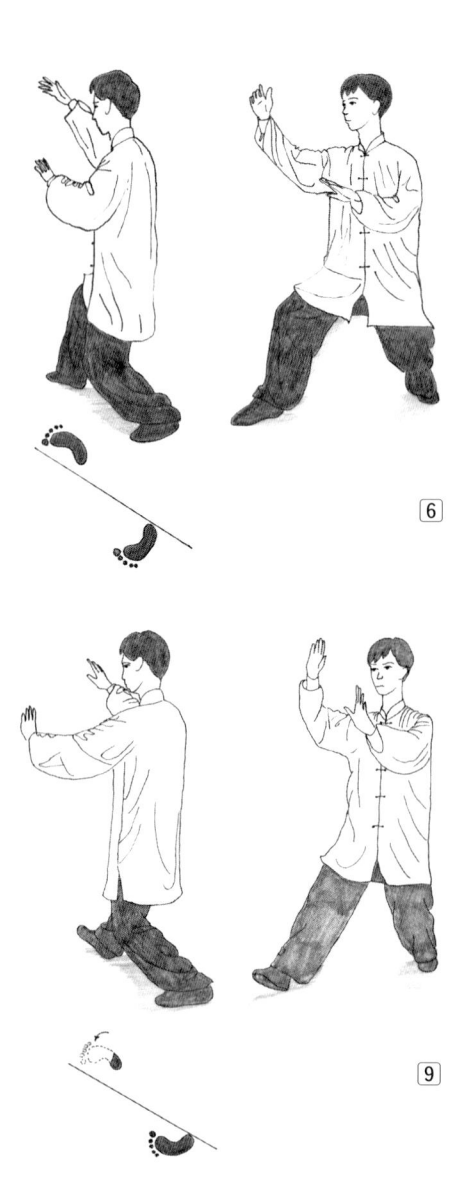

12. 上半身はそのまま，左足かかとを少しあげる。
13. 左足かかと左斜め前方に踏み出し，左手を額の高さまであげる。右手は少し低くする。視線は左手。
14. 上半身はそのまま，左つま先をつけ，重心を左足にかけ始める。
15. 右足かかとを蹴り出し，左弓歩*となる。左手掌は返し，左額より高い位置に。右手は前方に打ち出し，右手首と右肩を同じ高さにする。視線は右手。

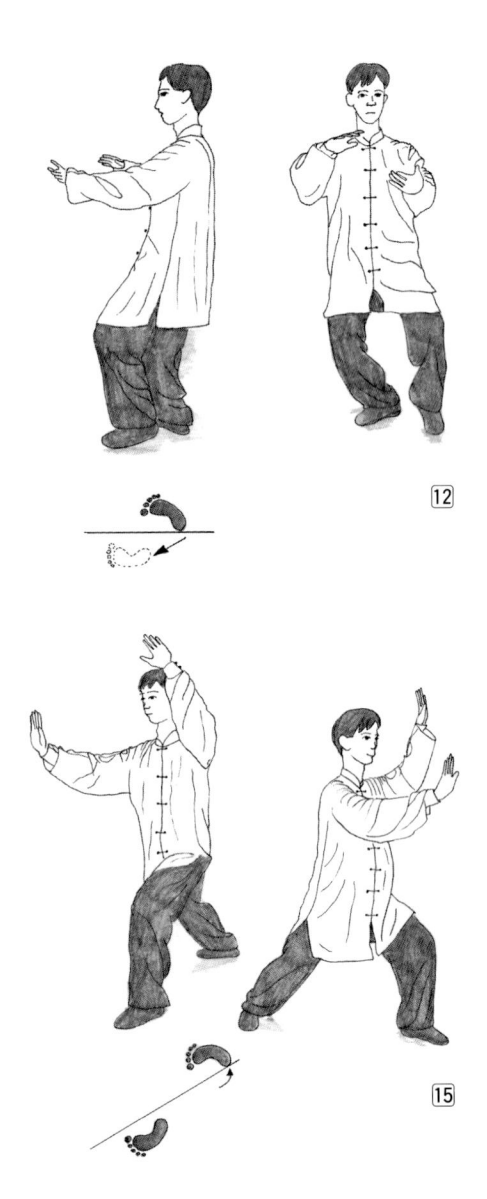

第19式　海底針（日本語読み；かいていしん）
はいでいぢぇん

1. 上半身は前動作のまま，右足を半歩引き寄せる。
2. 左腕は動かさず，腰を右へ回す。右手は右股関節の横に，右足かかとを内側に入れる。
3. 右足かかとをおろし，重心を右足にかける。
4. 下半身はそのまま，左手は下腹部の前までおろし，右手は顔の前まであげる。視線は右手。
5. 上半身はそのまま，左足を軽くあげる。

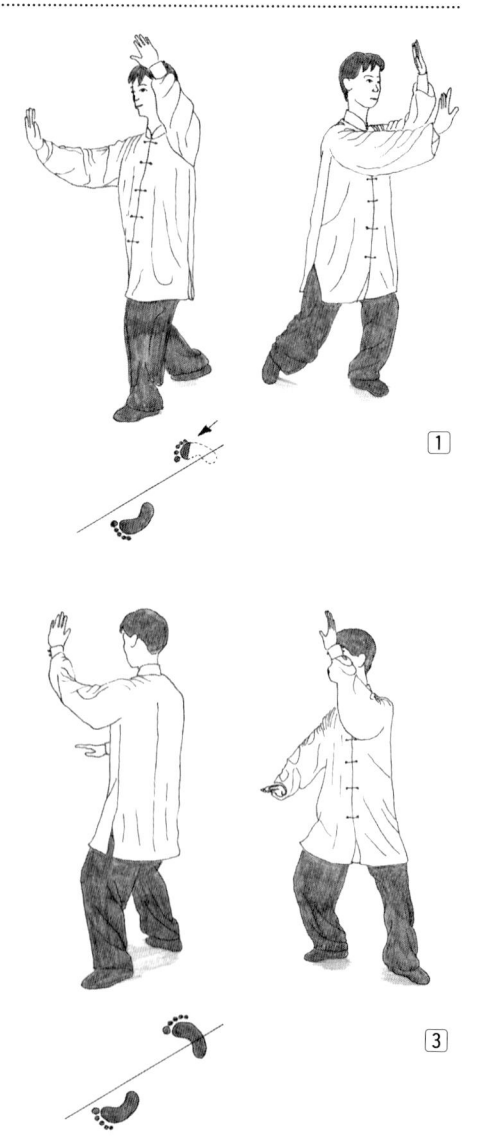

6 腰を前方に回し，左つま先をおろし，左虚歩(しゅいぶー**)となる。左手は下腹部の前を払い左股関節の横に，右手は指先から斜め下に突き刺すようにおろす。上体はやや前方に倒す。視線は前方下。

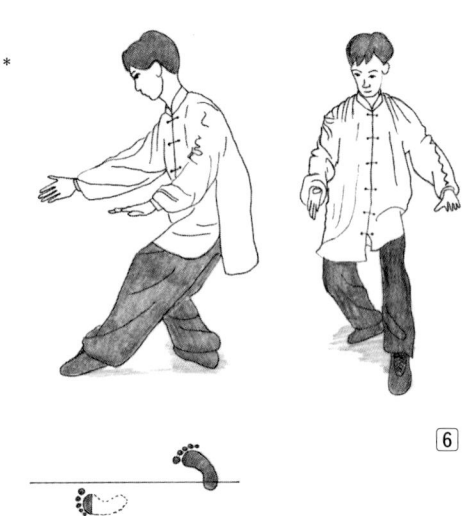

第20式 閃通臂(しゃんとんぴぃ)（日本語読み；せんつうひ）

1 左足つま先を右足に引き寄せる。上体を起こし，右手を額の高さまであげる。左手を右手掌側の手首にあてる。視線は左手。

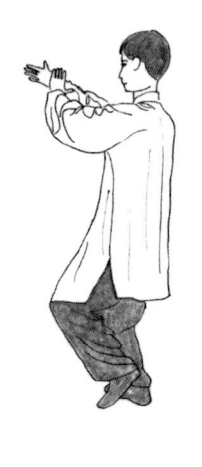

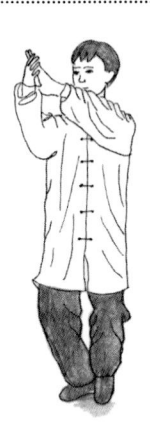

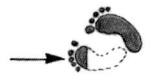

B 太極拳 115

2. 左のかかとを左斜め前方に踏み出す。右手掌を外側に返す。
3. 左つま先をおろし,重心を左足にかけ始める。右手はそのままで,左手は前方に打ち出し始める。
4. 右足かかとを蹴り出し,左弓歩＊となる。右手は右斜め上方にあげる。左手は前方に打ち出し,左手首と左肩を同じ高さにする。視線は左手。

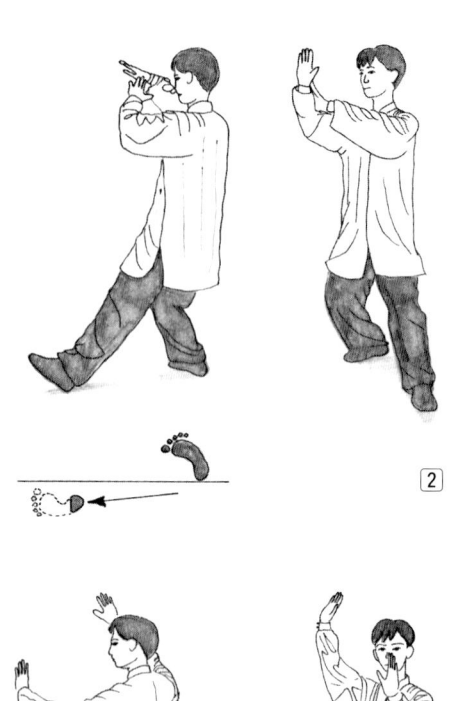

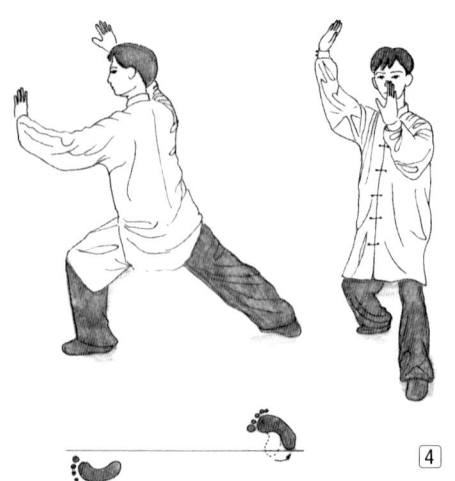

第21式 転身搬欄捶 （日本語読み；てんしんはんらんすい）
(じゅあんしぇんばんらんちゅえい)

1. 上半身は前動作のまま，重心を右足にかけ，左つま先をあげる。
2. 上半身はそのまま，腰を右へ回し，左つま先をできるだけ内側に入れる。
3. 上半身はそのまま，重心を左足に移動。
4. 上半身はそのまま，右足かかとを内側に入れる。
5. 右つま先を左足に引き寄せる。左手を胸の前に，右手を拳に変え下腹部の前にもってくる。左手掌と右手の甲を向かい合わせる。視線は左手。

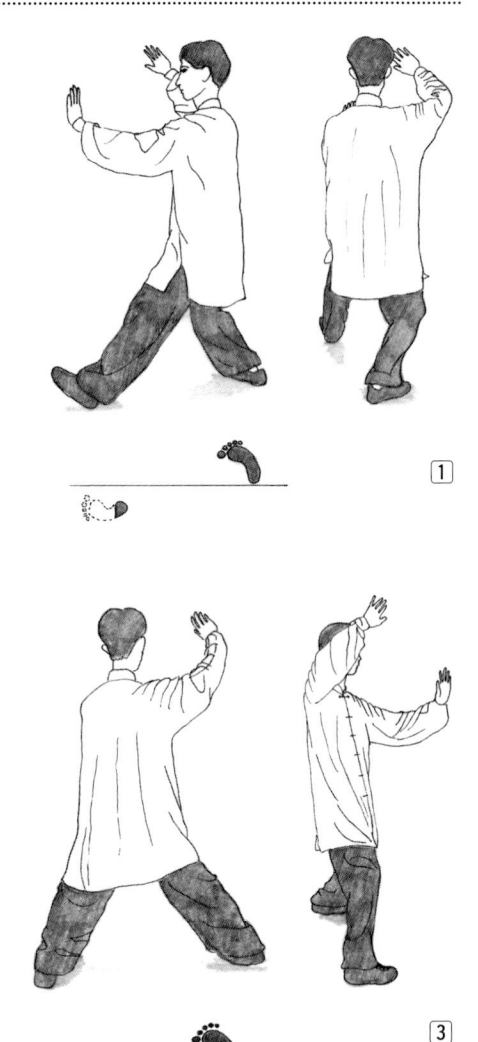

B 太極拳　117

6. 下半身はそのまま，左手をおろし始め，右手甲で前方に打ち出し始める。

7. 右足かかとを前方に踏み出す。左手掌をおろし，左股関節の横に，右手の甲を前方に打ち出す。拳は胸の高さ。視線は右手。

8. 腰を右に回しながら，重心を右足に移動させていく。左手は左へ半円を描き始め，右手は右へ半円を描き始める。

9. 左つま先を右足のそばに引き寄せる。左手は左へ半円を描き続け，右手は右へ半円を描き続ける。

10. 左足かかとを左斜め前方に踏み出す。左手は半円を描き終え，右肩の付け根の前に，右手は半円を描き終え，腰の横に引きつける。視線は左手。

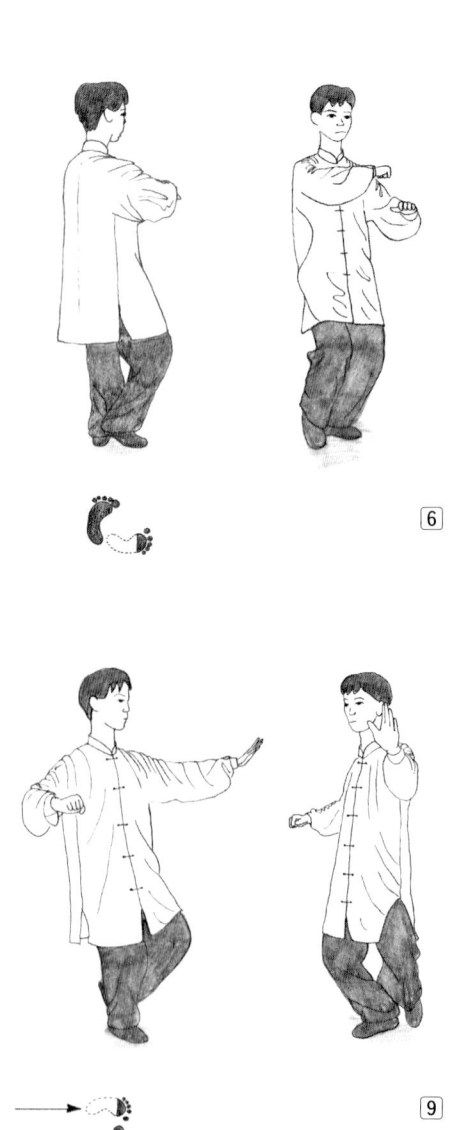

11. 左つま先をつけ，重心を左足にかけ始める。右手を前方に打ち出し始める。
12. 右足かかとを蹴り出し，左弓歩※となる。右拳を前方に打ち出す。右拳の位置は鳩尾(＝みぞおち)の高さとする。左手は右腕の内側に添える。視線は右手。

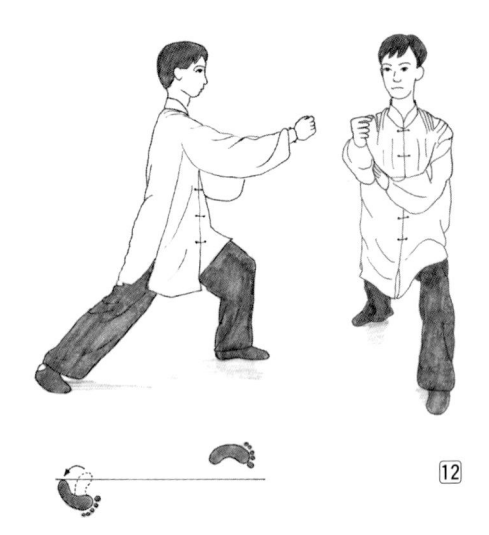

第22式　如封似閉　(日本語読み；じょふうじへい)

1. 下半身は前動作のまま，左手を右腕の下にする。
2. 下半身はそのまま，左手を前方に伸ばしていく。
3. 左手を肩幅に開き，両手掌を上に向ける。

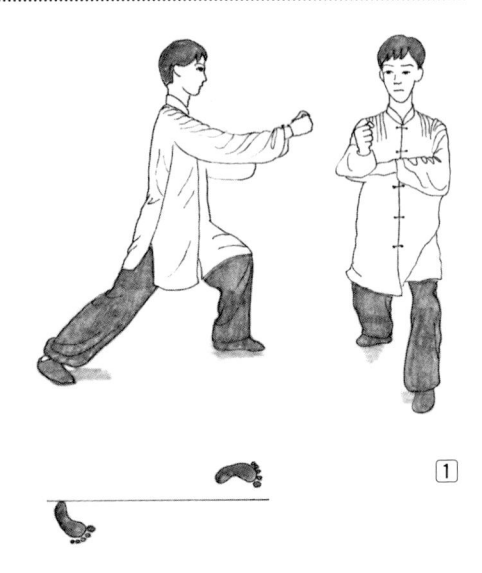

B　太極拳

4. 重心を右足に移動し始め，両手を下腹部の前におろしていく。
5. 重心を右足にかけ，左つま先をあげる。両手掌を下腹部の前までおろす。視線はやや下。
6. 重心を左足にかけ始め，両手を胸の前へあげていく。
7. 重心を左足に移動させ，左弓歩＊となる。両手を前に伸ばし，両手首と両肩を同じ高さにする。視線は前方。

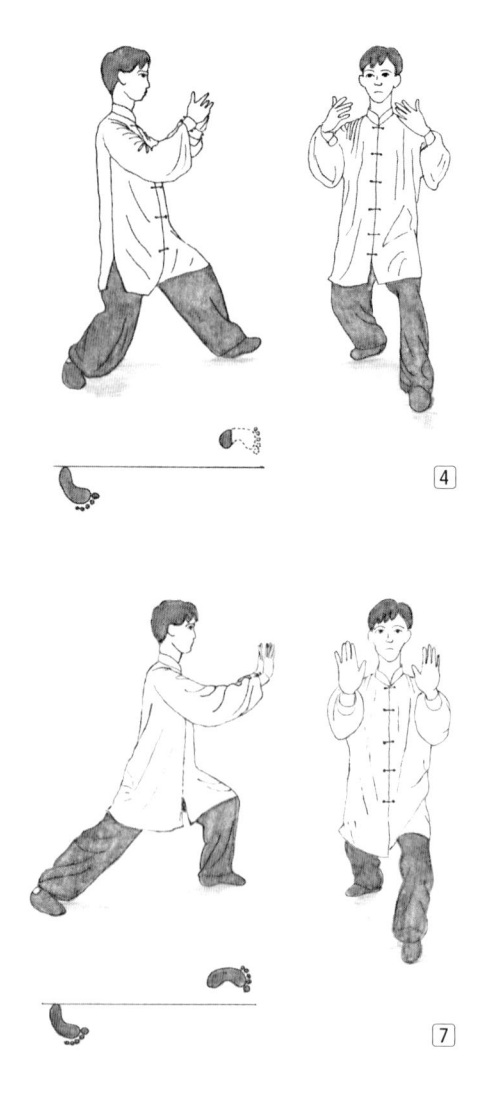

第23式 十字手 （日本語読み；じゅうじしゅ）

1. 上半身は前動作のまま，重心を右足にかけ，左つま先をあげる。
2. 上半身はそのままで，腰を右へ回していく。
3. 腰をさらに右に回しながら，左つま先を内側に入れる。
4. 右つま先を外側に向け，右手を右へ動かす。右膝の上に右肘があるようにする。両手首と両肩は同じ高さとする。視線は右手。
5. 重心を左足にかけ，右つま先を正面に向ける。両腕をおろす。
6. 右足を肩幅に引き寄せ，両手を交差させる。視線は正面。

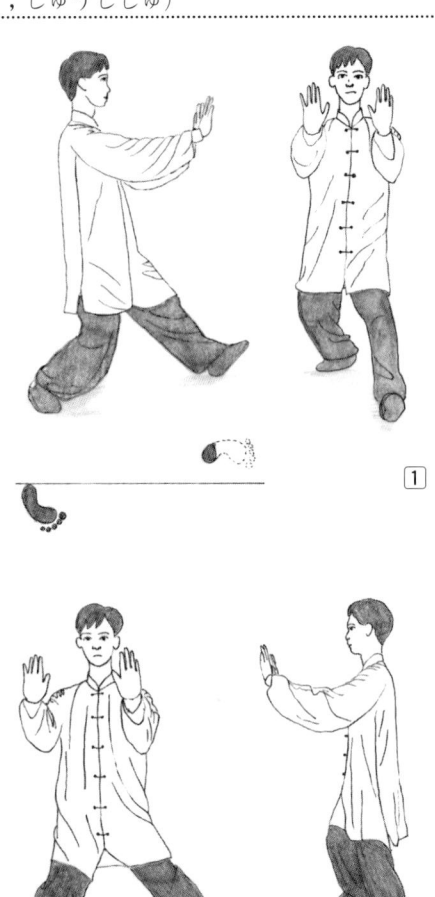

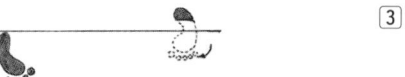

B　太極拳　121

7. 両膝を伸ばしながら，両手を交差させたまま，胸の高さにあげる。左手を内側に，右手を外側にする。視線は正面。

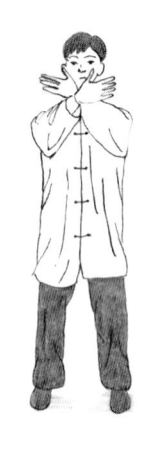

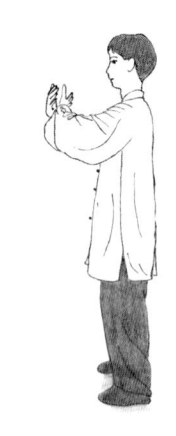

第24式 収勢 (日本語読み；しゅうせい)
しょうしー

1. 前動作のまま，両手を正面に伸ばし始める。
2. 下半身はそのまま，両手を左右に開く。両手の幅は肩幅程度。
3. 両手を徐々に下げていく。

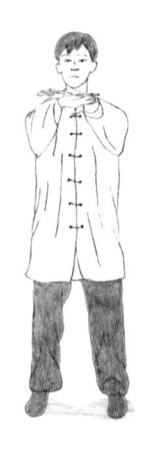

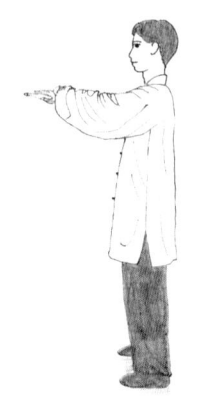

4 両腕を体の両わきにおろす。
5. 上半身はそのまま，左足かかとをあげる。
6. 左足をあげ，つま先から右足の真横におろす。
7. 上半身はそのまま，左のかかとをおろす。視線は正面。
8 最後に一礼する。

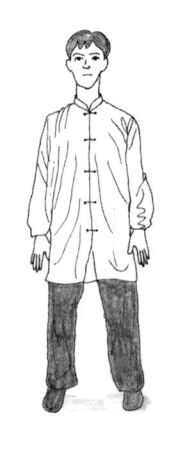

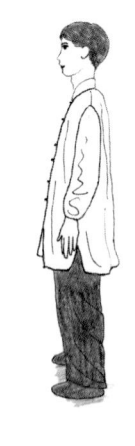

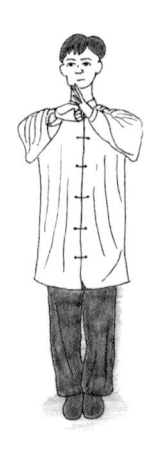

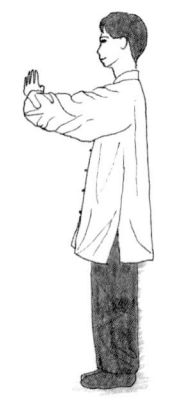

B　太極拳

参考文献

1) 飛岡健：「気」の本質を読む．河出書房新社，東京，1988．
2) 金谷治（注）：荘子．岩波文庫，岩波書店，東京，2004．
3) 貝塚茂樹：孟子．講談社学術文庫，講談社，東京，2004．
4) 金谷治（訳注）：論語．岩波文庫，岩波書店，東京，1993．
5) 楠山春樹：呂子春秋　上・中・下．明治書院，東京，1996，1997，1998．
6) 伊藤友信訳：貝原益軒養生訓．講談社学術文庫，東京，1996．
7) 加納喜光：中国医学の誕生．東京大学出版会，東京，1994．
8) 藤堂明保：漢字語源辞典．学燈社，東京，1965．
9) 白川静：字統．平凡社，東京，1994．
10) 諸橋轍次：大漢和辞典．大修館書店，東京，1990．
11) 鎌田茂雄：華厳の思想．講談社学術文庫，東京，2003．
12) 山田慶児：気の自然像．岩波書店，東京，2002．
13) 小野沢精一，福永光司，山井湧：気の思想．東京大学出版会，東京，1988．
14) 気—論語からニューサイエンスまで．東京美術，東京，1986．
15) 焦国瑞：気功養生学概要．自然と科学社，東京，1993．
16) 気の大事典．新人物往来社，東京，1994．
17) 天外伺朗：「超能力」と「気」の謎に挑む．講談社，東京，1997．
18) 小曽戸丈夫，浜田善利：意釈黄帝内経素問．築地書館，東京，1971．
19) 小曽戸丈夫・浜田善利：意釈黄帝内経霊枢．築地書館，東京，1971．
20) 財団法人日本漢方医学研究所：金匱要略講話．創元社，東京，1992．
21) 巣元方，牟田光一郎訳：校釈諸病源侯論．緑書房，東京，1989．
22) 淮南子，楠山春樹：新釈漢文大系　上，中，下．明治書院，東京，1974，1986，1988．
23) 黒田源次：気の研究．東京美術，東京，1977．
24) 三浦國雄：気の中国文化—気功・養生・風水・易．創元社，大阪，1994．
25) CGユング，Rヴィルヘルム著（湯浅泰雄，定方昭夫訳）：黄金の華の秘密．人文書院，京都，1993．
26) 湯浅泰雄編：日中シンポジウム講演集　気と人間科学．平河出版，東京，1992．
27) 石田秀実：中国医学思想史　もう一つの医学．東京大学出版会，東京，1998．

28) 湯浅泰雄：「気」とは何か　人体が発するエネルギー．日本放送出版会，東京，1995．
29) 伊藤鉄民：気功医学．健友館，東京，1996．
30) 趙宝峰：ひとりでできる健康気功．日東書院，東京，2002．
31) 星野稔：気功健康法．日本文芸，東京，1991．
32) 中国人民体育局出版社編：気功．ベースボールマガジン社，東京，1989．
33) 馬済人（浅川要監訳）：中国気功学．東洋学術出版社，東京，2001．
34) 安岡正篤：易学入門．明徳出版社，東京，1986．
35) 類経圖翼：四庫醫学叢書．上海古籍出版社（発行年不明）．
36) マスペロ：道教．平凡社，東京，1978．
37) 「道教」の大事典．別冊歴史読本特別増刊37．新人物往来社，東京，1994．
38) 窪徳忠：道教の神々．講談社学術文庫，講談社，東京，1996．
39) 針灸トポロジー学武会編：針灸トポロジー論文集第1～5集．京都，1979～1986．
40) 針灸トポロジー学武会編：針灸トポロジー研究会雑記集，同第2, 3集．京都，1984～1989．
41) 小田一：気と気診．針灸気診研究会，京都，1996．
42) 小田一：小田気診の歩み1～4．針灸気診研究会，京都，2004～2006．
43) A・Eパウエル：神智学大要全5巻．たま出版，東京，1984．
44) ルドルフ・シュタイナー：薔薇十字の神智学．平河出版社，東京，1985．
45) ルドルフ・シュタイナー：いかにして超感覚的世界の認識を獲得するか．イザラ書房，東京，1992．
46) 湯浅泰雄：身体論—東洋的心身論と現代—．講談社学術文庫，東京，1995．
47) 玉城康四郎：仏教の思想2　大乗仏教．法蔵館，東京，1985．
48) 長岡隆司，帯津良一：不老不死白鶴の舞　気功太極拳．谷口書店，東京，1990．
49) 大畑裕史：わかりやすさにこだわった太極拳二十四式．愛隆堂，東京，2005．
50) 李徳芳，呉増楽：簡化二十四式太極拳入門．BABジャパン，東京，2005．
51) 陳炎林原著（笠尾恭二編訳）：太極拳総合教程．福昌堂，東京，2002．

索　引

bi-digital-O-ring test	46
cell	51
CFS	57,58,60
CFS 治療	61
D・ボーム	18
F・カプラ	18
Finger test	46
γ-グロブリン値	55
PET	42
PS（performance status）	58～61

あ行

アルミフォイル	59
アロマセラピー	61
按蹻（あんきょう）	8
按摩（あんま）	8,9,16
イオンパンピングコード	59
意気合一（いきごういつ）	23
石川日出鶴丸	17
異質な気	47
意守功	26
一子相伝（いっしそうでん）	48
意念	42,43
咽津功（いんつこう）	40
陰陽五行	47
陰陽八卦（いんようはっか）	47
尾崎中正（うぇいりゅいぢんじょん）	66
雲氣（うんき）	5

雲手（うんしゅ；日本語読み）	92
営	6
衛	6
准南子（えなんじ）	11
エネルギー	3,18
小田式胸鎖乳突筋検査法	46
小田一	17,45
音素	49,51
音素コード	49
音素診断	49,50

か行

外気功（がいきこう）	7,23
外功	27
外邪（がいじゃ）	6
海底針（かいていしん；日本語読み）	114
貝原益軒	16
カイロプラクティック	49
高探馬（がおたんまー）	98
郭林新気功	36
臥功	25
火候適度（かこうてきど）	24
活歩功	26
簡化太極拳	65
簡化二十四式太極拳	65
含胸抜背（がんきょうばつばい；日本語読み）	66
癌細胞	43
関節リウマチ	53,55

寒熱（かんねつ）	7		**こ**	
き			交替衝拳（こうかんしょうけん）	32
			交感神経	43
気	2,41,45		行気（こうき）	14
，階層構造	49,50		行気玉佩銘（こうきぎょくはいめい）	9,10
気宇壮大	3		硬気功	22
気海（きかい）	34,38		叩撃全身（こうげきぜんしん）	32
気海穴（きかいけつ）	37		厚生省慢性疲労症候群，診断基準	58
気功師	42		浩然の気	15
気功法，種類	22		高探馬（こうたんま；日本語読み）	98
気診治療	52～57,60,61		黄帝内経	9
起勢（きせい；日本語読み）	67		呼吸功	26
気の階層	50,51		コン	50
気の種類	2		ゴン	50
気の状態	2,3		弓歩（ごんぶー）	69～71,74,76,77,84,
気の多寡	49			85,87～89,92,98,100,
気の容量	49,51			103,112,113,116,119,120
脚心	31		**さ**	
灸	9			
休息	40		坐功	25
鳩尾（きゅうび）	119		左右開弓（さゆうかいきゅう）	31
弓歩（きゅうほ；日本語読み）	69～71,74,76,		左右倒捲肱（さゆうとうけんこう；	
	77,84,85,87～89,92,98,		日本語読み）	79
	100,103,112,113,116,119,120		左右穿梭（さゆうせんさ；日本語読み）	111
胸鎖乳突筋検査法	46,57		左右野馬分鬃（さゆうのまぶんそう；	
虚歩（きょほ；日本語読み）	73,79～82,99,115		日本語読み）	68
金匱要略	12		左右搂膝拗歩（さゆうろうしつようほ；	
筋肉のこり	52		日本語読み）	73
け			三才（さんざい）の気	48
経穴（けいけつ）	14		**し**	
血気	15		十字手（しーずぅしょう）	121
跟歩抱球（げんぶーばおちゅう）	72		雌一（しいつ）	21
			磁気	41

索引 **127**

次元	50
邪気	2, 46
閃通臂（しゃんとんびぃ）	115
転身左蹬脚（じゅあんしぇんずおどんじぁお）	103
転身搬欄搥（じゅあんしぇんばんらんちゅえい）	117
双峰貫耳（しゅあんふぉんぐぁんあーる）	102
守一	20
虚歩（しゅいぶー）	73, 79〜82, 99, 115
収功（しゅうこう）	38, 40
十字手（じゅうじしゅ；日本語読み）	121
収勢（しゅうせい；日本語読み）	122
舒掌（しゅうぢゃん）	65, 66
手揮琵琶（しゅきびわ；日本語読み）	78
手抱崑崙（しゅほうこんろん）	28
小宇宙	19
上虚下実（じょうきょかじつ）	23
収勢（しょうしー）	122
小周天	34
松静自然（しょうせいしぜん）	23, 36
松静站立（しょうせいたんりつ）	39
松腰実腹（しょうようじつふく；日本語読み）	66
手揮琵琶（しょうほいぴーばー）	78
諸病源候論	12
如封似閉（じょふうじへい；日本語読み）	119
自律神経	56
信（しん）	10
心下部振水音	52〜55
真気帰元（しんききげん）	38
針灸	45
針灸治療	13
身体鍛錬法	7
診断経気	47

す

スイ	50
吹呴（すいく）	11
垂直五段変化	50
推拿（すいな）	8
芻米（すうまい）	5
左下勢独立（ずおしゃしーどうり）	105
左右野馬分鬃（ずおよういえまーふぇんぞん）	68
左右倒捲肱（ずおようだおじゅえんごん）	79
左右穿梭（ずおようちゅあんすぉ）	111
左右摟膝拗歩（ずおようろうしーあおぶー）	73
左攬雀尾（ずおらんちゅえうぇい）	82
スワイショウ（甩手）	32

せ

正気（せいき）	2, 46, 47
静功（せいこう）	26, 27
静電気	41
生命エネルギー	15
芹沢勝助	17
閃通臂（せんつうひ；日本語読み）	115
蠕動運動	44

そ

荘子	15
相生・相克（そうせい・そうこく）の関係	47
双峰貫耳（そうほうかんじ；日本語読み）	102
咀嚼	54, 56
素問	13
松（そん）	33
松腰実腹（そんようしーふー）	66

た

塌腕（たーわん）	65, 66

太一（たいいつ）	20
大宇宙	19
太極拳	64
体操	56
大腸菌	42
タオ自然学	18
套路（たおるー）	65
托天按頂（たくてんあんちょう）	30
ダラニ	50
站功	26
丹田（たんでん）	21
丹波康頼	16
単鞭（だんびえん）	90,97
単鞭（たんべん；日本語読み）	90,97

ち

起勢（ちーしー）	67
地磁気	41
展指（ぢゃんじー）	65
中丹田，三個開合	38
中丹田，三個気呼吸	37
張三丰（ちょうさんぽう）	64
調身	24
調心	24,25
調息	24
沈肩垂肘（ちんけんすいちゅう；日本語読み）	65
沈肩垂肘（ちんじぇんちゅいじょう）	65

つ・て

爪もみ	17
定歩風呼吸法（ていほかぜこきゅうほう）	38
展指（てんし；日本語読み）	65,66
天人相関（てんじんそうかん）	6
転身搬欄捶（てんしんはんらんすい； 日本語読み）	117
転身左蹬脚（てんしんひだりとうきゃく； 日本語読み）	103
天柱微震（てんちゅうびしん）	29

と

導引	13,14,16
導引按蹻（どういんあんきょう）	7
導引行気（どういんこうき）	9
導引図	10
道家	15
道教	21
動功（どうこう）	26,27
動静相兼（どうせいそうけん）	23
同病異治（どうびょういち）	13
套路（とうろ；日本語読み）	65
督脈（とくみゃく）	34,35
吐故納新（とこのうしん）	11
吐納（とのう）	14

な 行

内観	20
内観存	22
内気功	23
内功	27
中谷義雄	17
軟気功	22
入静（にゅうせい）	43
泥丸（にーわん）	21
任脈（にんみゃく）	34,35
脳波	43

は 行

海底針（はいでぃぢぇん）	114

索引 129

白鶴亮翅（ぱいふーりゃんちー）	72
ハク	50
八段錦（はちだんきん）	28
八卦（はっか）	47
白鶴亮翅（はっかくりょうし；日本語読み）	72
含胸抜背（はんしゅんばーべい）	66
左下勢独立（ひだりかせいどくりつ；日本語読み）	105
左攬雀尾（ひだりらんじゃくび；日本語読み）	82
臂転車輪（ひてんしゃりん）	31
蜚登（ひと）	10
百会（ひゃくえ）	36,65
尾閭中正（びろちゅうせい；日本語読み）	66
服気（呼吸法）	21
副交感神経	43
不死	21
放松功（ほうしょうこう）	27,33
保温	56
補助診断孔穴	48

ま行

間中喜雄	17
慢性疲労症候群（CFS）	57
右下勢独立（みぎかせいどくりつ；日本語読み）	107
右蹬脚（みぎとうきゃく；日本語読み）	100
右攬雀尾（みぎらんじゃくび；日本語読み）	86
瞑想気功	23
瞑想法	14
命門（めいもん）	37
本山博	17

や・ゆ

薬物療法	9
予備勢（ゆぃべいしー）	66
雄一（ゆういつ）	21
ゆらぎ	42
湧泉（ゆうせん）	31
雲手（ゆんしょう）	92

よ

陽気	3
養形	19
右下勢独立（ようしゃしーどぅり）	107
養生方	12
養神	19
右蹬脚（ようどんじゃお）	100
右攬雀尾（ようらんちゅえうぇい）	86
楊露禅	64
吉益東洞	16
予備勢（よびせい；日本語読み）	66

ら行

斂臀縮胯（りぇんとんそーたわ）	66
劉貴珍	14
呂氏春秋	8
リンパ球	56
如封似閉（るーふぉんすーびー）	119
霊枢	13
練功	43
労宮穴（ろうきゅうけつ）	37
牢攀脚心（ろうはんきゃくしん）	30
六海（ろっかい）	48

［著者プロフィール］

＊班目　健夫（まだらめ　たけお）

所属・職名：東京女子医科大学附属青山自然医療研究所クリニック・講師

専門領域：内科，肝臓学，消化器内科，治療学，東洋医学，気の医学，統合医療

主な活動・資格：日本内科学会（認定医），日本消化器病学会（専門医），日本肝臓学会（専門医），日本消化器内視鏡学会（専門医），日本疲労学会（評議員），日本東洋医学会（元東京都部会副会長），日本統合医療学会（評議員），日本ホメオパシー医学会（認定医），針灸気診研究会（研究科講師，幹事），気の医学会（世話人），日本自律神経免疫治療研究会（理事）

主な著書：健康トライアングルの法則（創芸社），体の「冷え」をとって病気を治す（大和書房），「湯たんぽを使う」と美人になる（マキノ出版），他

補完・代替医療　気功・太極拳

2007年8月25日　第1版　第1刷発行　〈検印省略〉

著　　者　　班目　健夫
発　行　者　　柴田　勝祐
印刷・製本　デジテックジャパン株式会社

── 発行所 ──

株式会社　金芳堂

京都市左京区鹿ヶ谷西寺ノ前町34　〒606-8425
振替 01030-1-15605　電話 (075)751-1111（代表）
http://www.kinpodo-pub.co.jp/

Ⓒ 班目健夫，金芳堂，2007

落丁・乱丁は本社へお送り下さい．お取り替え致します．

Printed in Japan

ISBN978-4-7653-1311-7

・**JCLS** 〈㈳日本著作出版権管理システム委託出版物〉
本書の無断複写は著作権法上での例外を除き禁じられています．複写される場合は，そのつど事前に㈳日本著作出版権管理システム（電話 03-3817-5670，FAX 03-3815-8199）の許諾を得て下さい．

補完・代替医療の健全な展開，正しい知識と理解を深める貴重な水先案内の書として多くの医師，医療・保健，介護・福祉にたずさわる人たち，研究者にお薦めする！

新刊

■ 補完・代替医療
アーユルヴェーダとヨーガ

著　上馬塲和夫　富山県国際伝統医学センター

A5判・204頁　定価 **2,940円**（本体2,800円＋税5%）
ISBN978-4-7653-1312-4

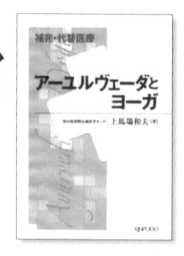

■ 補完・代替医療
鍼　　灸

著　篠原昭二　明治鍼灸大学教授

A5判・220頁　定価 **2,730円**（本体2,600円＋税5%）
ISBN978-4-7653-1305-6

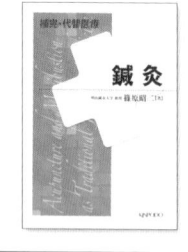

既刊

- 補完・代替医療 **メディカル・アロマセラピー**
  著　今西二郎　A5判・210頁　定価 2,520円
- 補完・代替医療 **ハーブ療法**
  著　橋口玲子　A5判・96頁　定価 1,470円
- 補完・代替医療 **温泉療法**
  著　久保田一雄　A5判・96頁　定価 1,680円
- 補完・代替医療 **カイロプラクティック**
  監　菊池臣一　A5判・112頁　定価 1,890円
- 補完・代替医療 **芸術療法**
  著　星野良一　A5判・110頁　定価 1,890円
- 補完・代替医療 **栄養補助食品**
  著　糸川嘉則　A5判・200頁　定価 2,520円
- 補完・代替医療 **園芸療法**
  著　田崎史江　A5判・116頁　定価 1,890円
- 補完・代替医療 **音楽療法**
  著　高橋多喜子　A5判・92頁　定価 1,890円
- 補完・代替医療 **アニマルセラピー**
  著　田丸政男・戸塚裕久　A5判・122頁　定価 1,890円
- 補完・代替医療 **ホメオパシー**
  著　帯津良一　A5判・108頁　定価 1,890円
- 補完・代替医療 **漢　方**
  著　三谷和男　A5判・108頁　定価 1,890円

続刊

- 補完・代替医療 **マッサージ**
- 補完・代替医療 **プロバイオティクス**
- 補完・代替医療 **バイオフィードバック，リラクセーション**
- 補完・代替医療 **統合医療**

金芳堂 刊

「補完・代替医療」を正しく理解していますか？
医療従事者のための 補完・代替医療

編集　今西二郎　京都府立医科大学大学院医学研究科 教授

補完・代替医療の過大評価，認識不足から生じる代替医療への拒絶などの誤解を正し，その現状，問題点を明確にして今後の補完・代替医療への指針を示した．総論では補完・代替医療の現状と問題点，医療経済学的効果，教育を取り上げ，各論では，41項目の補完・代替医療について，その歴史，背景，対象となる疾患や症状，病態の把握や診断法，作用機序，EBMについての有無等を，実際に実践している医師，鍼灸師，看護師，セラピストなどが解説した．
現在日本で実践されている補完・代替医療のほとんどが網羅されている．

A5判・440頁　定価 4,410円（本体4,200円＋税5％）　ISBN4-7653-1110-4

医家のための わかりやすい鍼治療

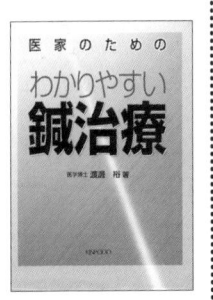

著　渡邊 裕　医学博士

「経絡に基づく遠隔部の取穴を主とする治療法」を基本として，著者の豊富な経験を生かしてわかりやすく解説したものである．最初に鍼灸全般を概説，後半に本治療法の基本となる経絡の走り方を解説した．Part1では，経絡と経穴を記述，Part2では，経絡の流れを矢印で示し，経絡分布は著者のオリジナルと古典のものまでを多彩に図示した鍼治療の座右の書である．

A5判・392頁・カラー図57・図写真98・表9
定価 8,190円（本体7,800円＋税5％）
ISBN4-7653-1008-6

ハリを知らなくてもできる ツボ注射治療 改訂2版

著　渡邊 裕　医学博士

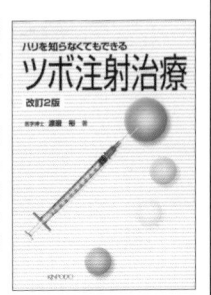

好評を得た初版を全面的に書き改め，ツボの位置や各経絡の走り方をわかりやすく詳細に記述した．また，疼痛など各疾患の症状を具体的に述べて治療に役立つようにした．鍼の経験のない方でも選経や選穴ができる．

A5判・212頁
定価 4,410円（本体4,200円＋税5％）
ISBN4-7653-1062-0

金芳堂　刊